Ernst Schwarzhans
Sabrina Mašek

Gesund leben trotz Strahlenflut

Ernst Schwarzhans
Sabrina Mašek

Gesund leben trotz Strahlenflut

KNEIPP
VERLAG WIEN

Inhalt

STRATEGIEN GEGEN SCHÄDLICHE STRAHLUNG 40

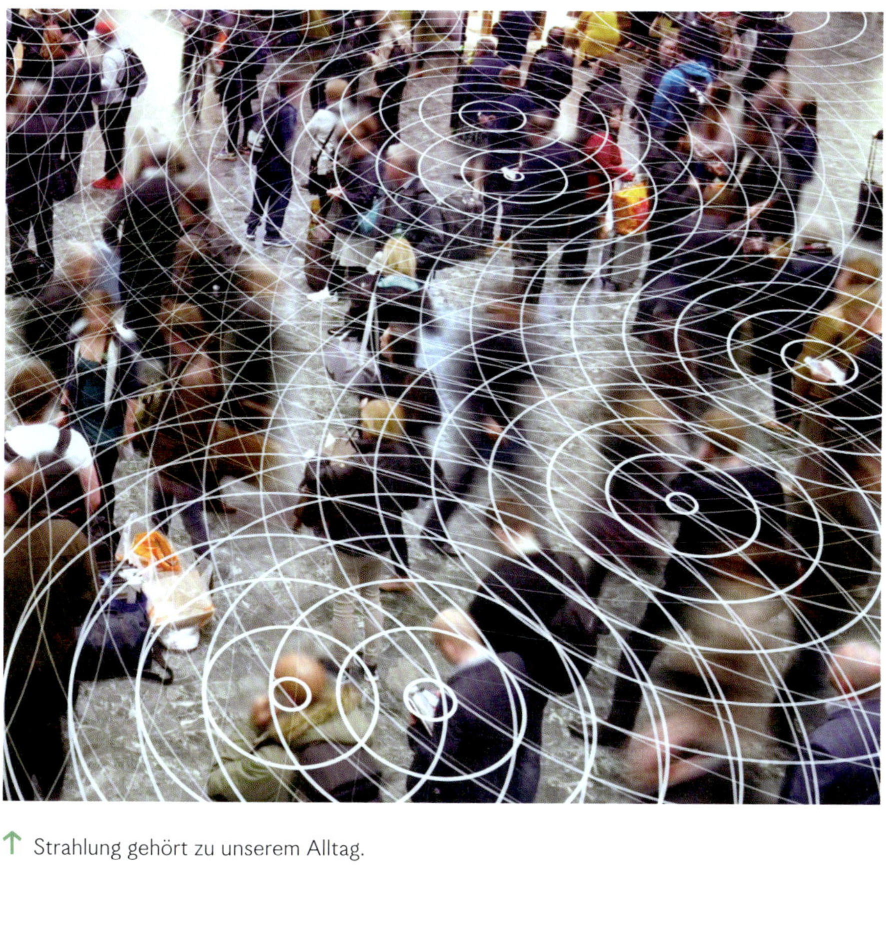

↑ Strahlung gehört zu unserem Alltag.

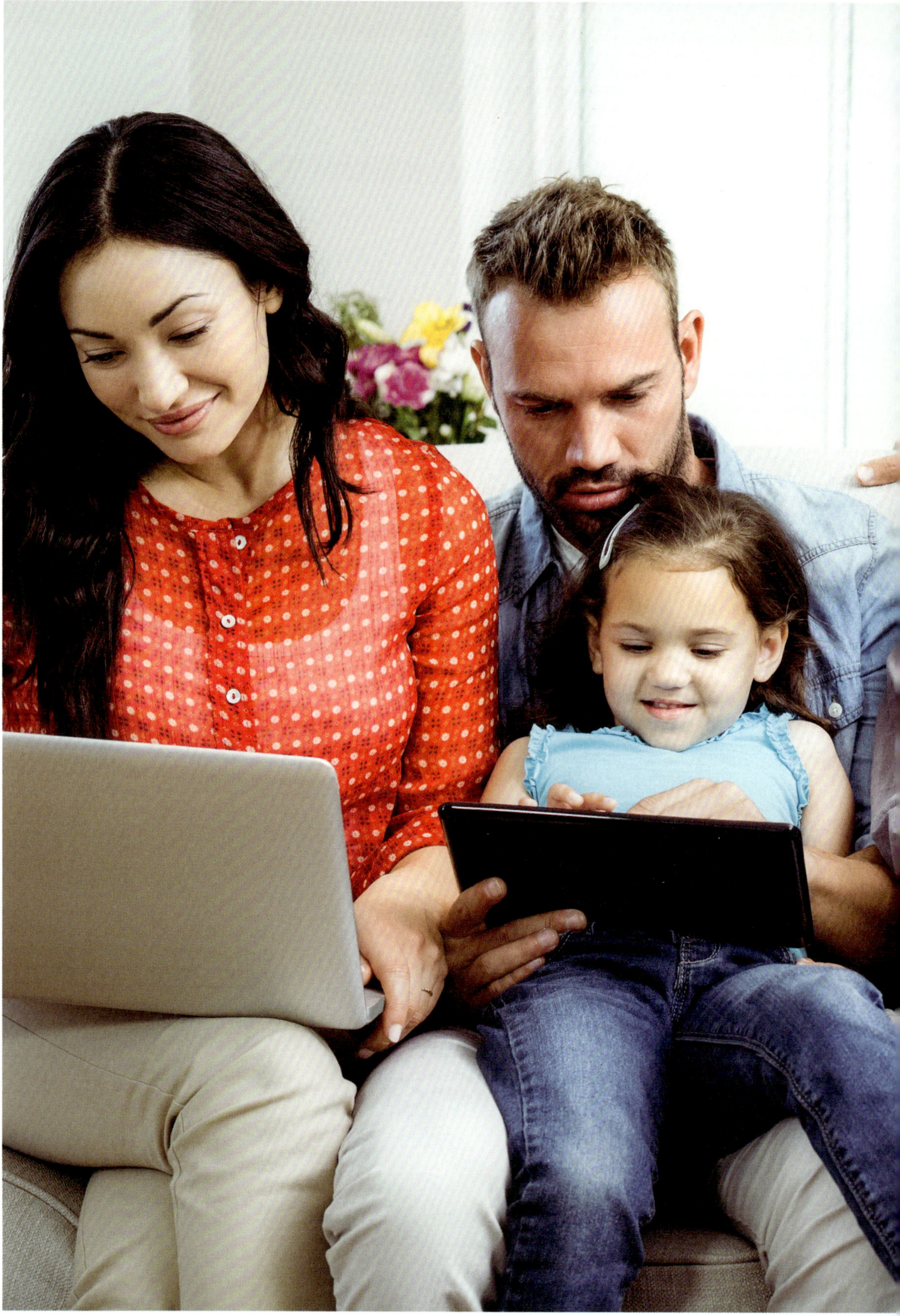

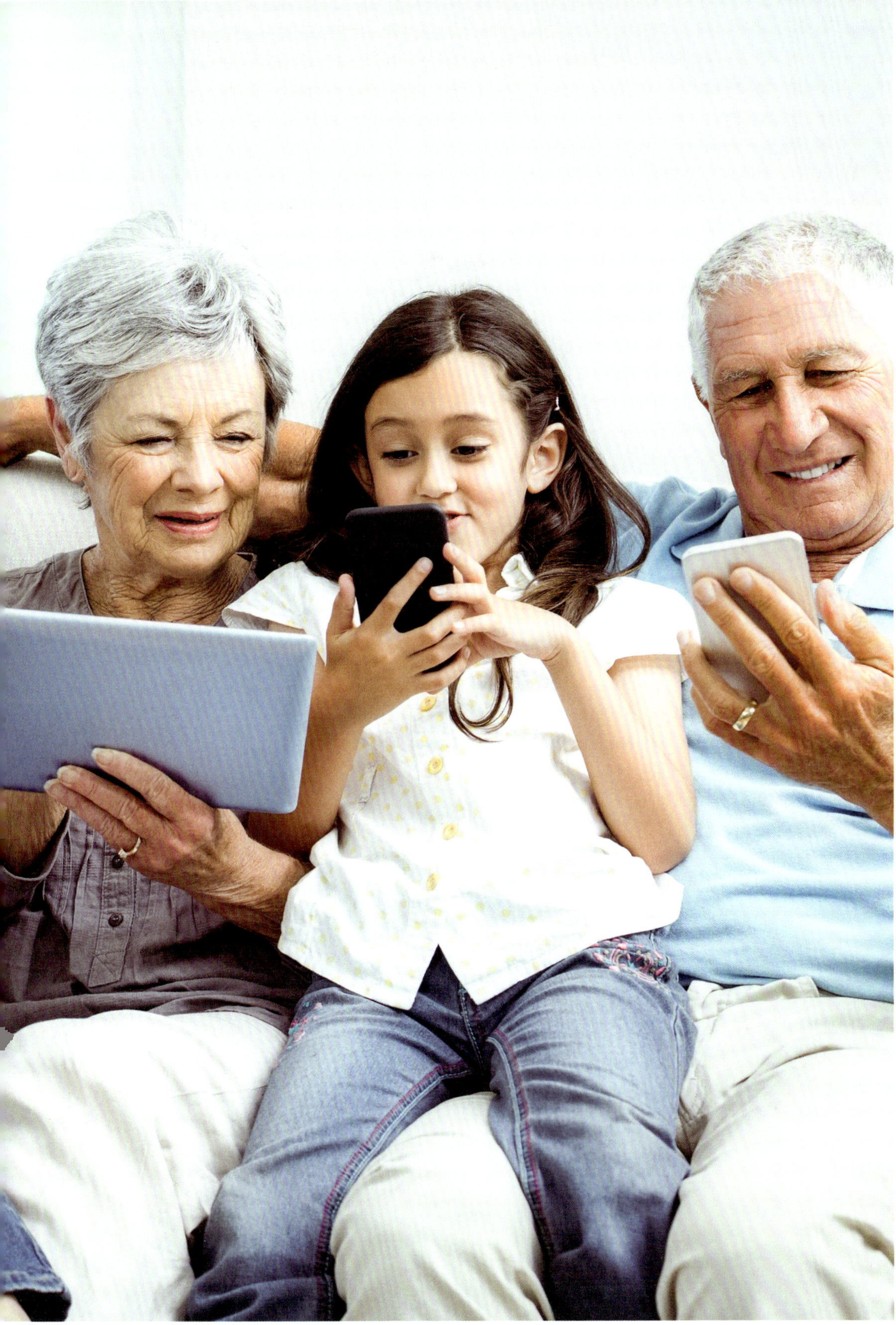

Vorwort & Leitfaden

VORWORT

Kopfschmerzen, Konzentrationsstörungen, Schlafprobleme, Hyperaktivität bei Kindern: Wer kennt das nicht? Eine häufige Ursache für die stete Zunahme dieser Symptome ist Elektrosmog.

In den meisten Haushalten gibt es WLAN oder Schnurlostelefone, Smartphones sind Tag und Nacht eingeschaltet und griffbereit, Babyphone mit Kameras überwachen den Schlaf der Kleinen. Elektronische Mitbewohner wie Alexa, Siri & Co hören aufmerksam unsere Gespräche mit, um uns stets mit Rat und Tat zur Seite zu stehen – all das sind Strahlungsquellen, die aus dem Alltag kaum noch wegzudenken sind. Neben den Funkwellen dieser Geräte verursachen auch die Stromleitungen in unseren Wänden elektromagnetische Felder, die bis zu zwei Meter in die Räume hineinstrahlen (bei frei liegenden Kabeln auch weiter!). Und dann gibt es noch das Magnetfeld der Erde und Wasseradern, die unsere Wohnungen durchziehen und im ungünstigsten Fall in Schlaf- und Kinderzimmern unsere Gesundheit gefährden.

Die gute Nachricht: Wir sind den Strahlen nicht hilflos ausgeliefert – wir können etwas dagegen tun! Weil wir für einen Teil des Elektrosmogs selbst verantwortlich sind, können wir diesen durch die Wahl der elektronischen Helferlein und durch einen achtsamen Umgang mit diesen Strahlungsquellen deutlich senken. Und gegen Strahlung von außen, z. B. durch Radon, Funkmasten oder geopathische Störfelder gibt es wirksame bauliche Maßnahmen.

Dieses Buch informiert Sie über die häufigsten Strahlungsarten und -quellen, die auf uns einwirken. Und es zeigt zahlreiche Strategien, mit denen Sie sich und Ihre Mitmenschen zuhause, unterwegs und am Arbeitsplatz vor Strahlen schützen können.

Viel Erfolg und ein gesundes, strahlungsarmes Leben!

Ernst Schwarzhans
Sabrina Mašek

LEITFADEN FÜR DIESES BUCH

➔ Als Erstes beantworten wir kurz die Frage: **Was ist Strahlung?**

➔ Dann folgt das Kapitel **Elektrosmog**, weil dieses „Strahlungsthema" heute alle betrifft. Den größten Anteil an der Strahlenflut in unserem Leben hat die Funkstrahlung – jedes neue Smartphone, Babyphon oder WLAN vermehrt den sogenannten hochfrequenten Elektrosmog. Und 5G hebt die Strahlungsmenge auf ein völlig neues Niveau, das uns vor ganz neue Herausforderungen stellen wird. Dazu kommt der niederfrequente Elektrosmog aus Stromleitungen – vom Starkstrommast hinter dem Haus bis zum Kabel der Nachttischlampe.

➔ Im Kapitel **Strahlungsmessung** stellen wir Ihnen verschiedene Methoden vor, mit denen Elektrosmog physikalisch gemessen werden kann, sowie die Messung von radioaktiver Strahlung, wie sie z. B. durch Radon verursacht wird. Da in diesem Buch auch geopathische Störzonen behandelt werden, wird ihre Testung ebenfalls erörtert.

➔ Im Kapitel **Strategien gegen schädliche Strahlung** beschreiben wir nachweislich wirksame Maßnahmen gegen die unterschiedlichen Strahlungsarten.

➔ Das Kapitel **Gesund leben und arbeiten** fasst kurz zusammen, worauf Sie in den unterschiedlichen Räumen achten sollten, was Sie anhand von Checklisten nochmals überprüfen können.

- Die **Erfolgsgeschichten** beschreiben Beispiele aus der täglichen Praxis von Ernst Schwarzhans. Wir stellen drei Familien vor, in denen gesundheitliche Probleme nach präziser Ursachenforschung durch gezielte Maßnahmen deutlich verbessert werden konnten.

- Im Kapitel **Strahlung** erfahren Sie genau, welche Arten von Strahlung es gibt. Dabei behandeln wir zuerst die Teilchenstrahlung und bewegen uns dann durch das elektromagnetische Spektrum, beginnend mit der Röntgenstrahlung über die optische Strahlung, die Mikro- und Funkwellen bis zu den elektromagnetischen Feldern, die durch Strom erzeugt werden.

- Abschließend liefert das Kapitel **Erdstrahlen** Informationen zu den Ursachen für geopathische Störzonen.

- Die Quellenangaben zu zitierten Texten (an den Hochzahlen erkennbar) finden Sie in der Reihenfolge ihrer Erwähnung auf Seite 117 und, alphabetisch nach Autoren geordnet, ab Seite 118.

- Zum raschen Nachschlagen gibt es ab Seite 120 ein Stichwortverzeichnis.

Was ist Strahlung?

STRAHLUNG – WAS IST DAS?

Die wissenschaftliche Definition lautet: Strahlung ist die Ausbreitung von elektromagnetischen Wellen oder Teilchen durch Raum und Materie.

Was bedeutet das?

Jede Strahlung hat eine Quelle, von der sie ausgesendet wird.

Es gibt natürliche Quellen, wie z. B. die Sonne (produziert Wellen) oder radioaktive Elemente (produzieren Teilchen) und künstliche Quellen, wie z. B. Mikrowellenherde, Funkmasten oder Stromkabel. Zu den künstlichen Strahlungsquellen zählt aber auch Ihr Smartphone oder WLAN!

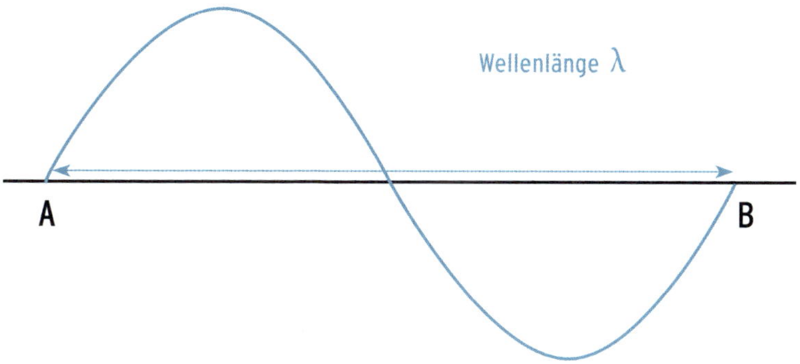

↑
Darstellung einer Welle. Der Abstand von A nach B ergibt die Wellenlänge, in unserem Fall sind das 85 Millimeter – diese Welle liegt im Bereich der Mikrowellen-Strahlung.

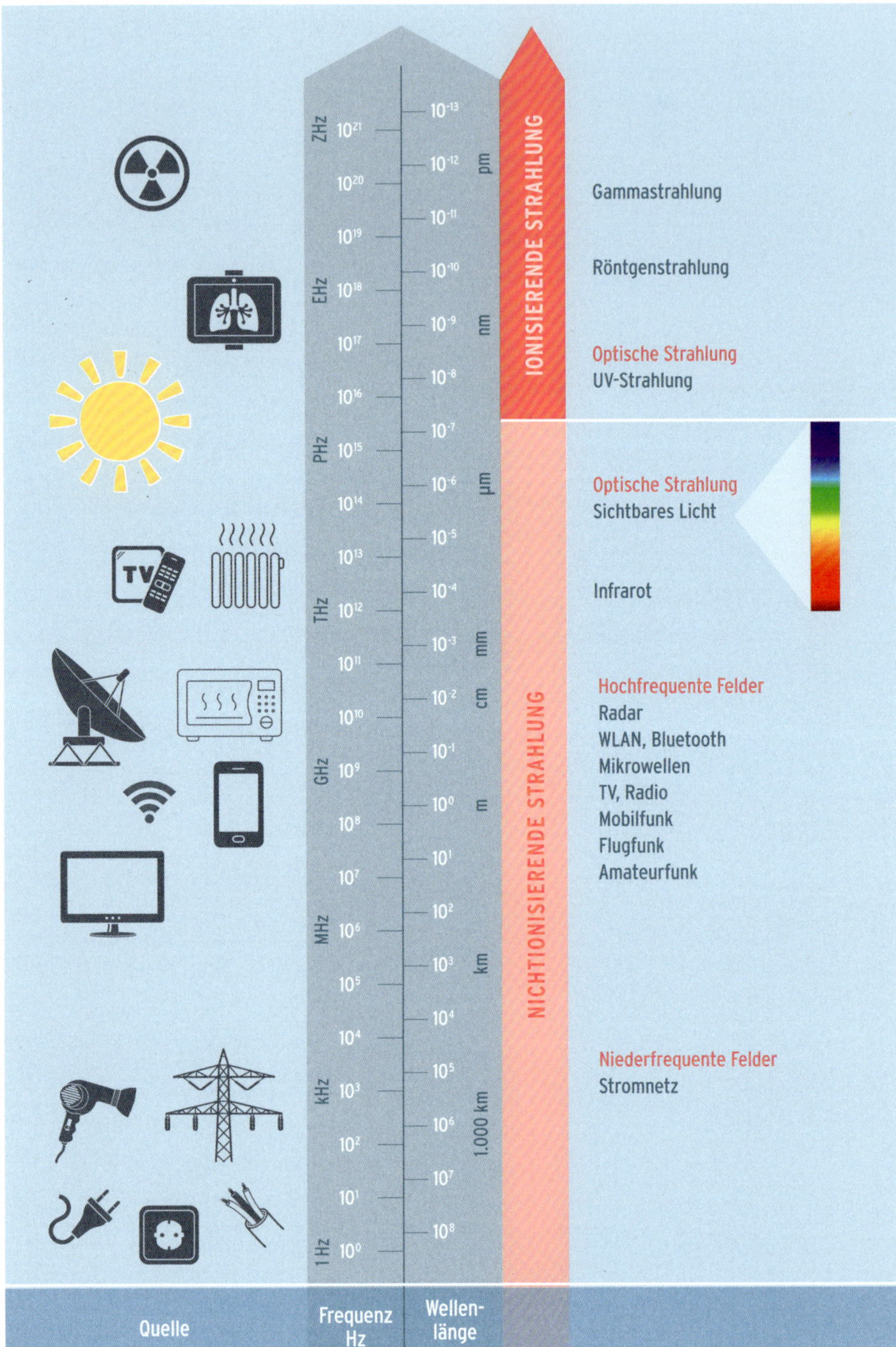

ZHz
EHz
PHz
THz
GHz
MHz
kHz
1 Hz
10^{21} 10^{20} 10^{19} 10^{18} 10^{17} 10^{16} 10^{15} 10^{14} 10^{13} 10^{12} 10^{11} 10^{10} 10^{9} 10^{8} 10^{7} 10^{6} 10^{5} 10^{4} 10^{3} 10^{2} 10^{1} 10^{0}
10^{-13} 10^{-12} 10^{-11} 10^{-10} 10^{-9} 10^{-8} 10^{-7} 10^{-6} 10^{-5} 10^{-4} 10^{-3} 10^{-2} 10^{-1} 10^{0} 10^{1} 10^{2} 10^{3} 10^{4} 10^{5} 10^{6} 10^{7} 10^{8}
pm
nm
µm
mm
cm
m
km
1.000 km
IONISIERENDE STRAHLUNG
NICHTIONISIERENDE STRAHLUNG
Gammastrahlung
Röntgenstrahlung
Optische Strahlung
UV-Strahlung
Optische Strahlung
Sichtbares Licht
Infrarot
Hochfrequente Felder
Radar
WLAN, Bluetooth
Mikrowellen
TV, Radio
Mobilfunk
Flugfunk
Amateurfunk
Niederfrequente Felder
Stromnetz
TV
Quelle
Frequenz Hz
Wellen-länge

Mit unseren Augen nehmen wir den sichtbaren Bereich der optischen Strahlung wahr – dadurch können Sie diese Zeilen lesen. Sichtbares Licht hat Wellenlängen von 380–780 nm (= Nanometer). In einen Millimeter passen eine Million Nanometer hinein – Licht hat also sehr kurze Wellenlängen.

Mit unserer Haut nehmen wir Wärme wahr, z. B. die Infrarotstrahlung der Sonne. Der Infrarotbereich liegt zwischen 780 Nanometer und 1 Millimeter, die Wellen sind also schon etwas länger.

Am anderen Ende des Spektrums elektromagnetischer Wellen liegt der Bereich der großen Wellenlängen bzw. kleinen Frequenzen. Die Frequenz beschreibt, wie oft in einer Sekunde eine Welle ausgesandt wird. Wenn in unserer Abbildung auf Seite 15 der Abstand von A nach B nicht als Entfernung gemessen wird, sondern als Zeiteinheit und eine Sekunde darstellt, hat die Welle eine Frequenz von einem Hertz (1 Hz). Das entspricht einer Wellenlänge von ca. 300.000 Kilometern, also fast dem Abstand zum Mond.

Je kürzer eine Welle ist, umso mehr Energie hat sie: Röntgen- oder UV-Strahlen können Zellen schädigen (➔ Seite 87, „Ionisierende Strahlung“). Je länger eine Welle ist, umso „stabiler“ ist sie – sie kann nicht abgelenkt oder „verschluckt“ werden. Radio- und TV-Sender senden Wellen im Zentimeter- bis Meterbereich, ihre „Sendung“ wird in den Empfangsgeräten in sichtbare Lichtwellen bzw. hörbare Schallwellen umgewandelt. Die Funkwellen selbst können wir nicht wahrnehmen, aber unsere Zellen können empfindlich darauf reagieren.

Die Menge an elektromagnetischer Strahlung nimmt täglich zu. Jedes neue elektrische oder elektronische Gerät produziert Elektrosmog. Jedes neu verlegte Stromkabel, jede neue Mobilfunkantenne vermehrt die Strahlenflut, der wir ausgesetzt sind.

← Links: Strahlungsarten und ihre Quellen. Darstellung im elektromagnetischen Spektrum in Abhängigkeit von der Wellenlänge.

Elektrosmog

In diesem Kapitel befassen wir uns mit der Zunahme von elektromagnetischer Strahlung durch den technologischen Fortschritt, informieren Sie über 5G und beschreiben die Auswirkungen von Elektrosmog auf den Menschen.

NATÜRLICHE UND KÜNSTLICHE ELEKTROMAGNETISCHE FELDER

Die Erde ist von elektromagnetischen Feldern durchzogen (auch ohne Zutun des Menschen!). Insekten, Fische, Reptilien, Vögel und manche Säugetiere können magnetische Strahlung mit speziellen Sinnesorganen wahrnehmen und orientieren sich am Erdmagnetfeld. Werden die natürlichen Strahlen von künstlichen Feldern, die millionenfach stärker sind, überlagert, verlieren die Tiere die Orientierung.

Sehr, sehr lange (!) lieferten die Menschen keinen „Beitrag" zur Entstehung von Elektrosmog – richtig los ging es mit der Erfindung von Strom und Telefon erst im 19. Jahrhundert. 1887 gelang es dem kroatisch-amerikanischen Physiker Nikola Tesla, einen Wechselstromgenerator zum verlustmindernden Transport von Elektrizität in Leitungen zu bauen. Er legte damit den Grundstein für die in europäischen Haushalten gebräuchlichen 50-Hertz-Wechselströme

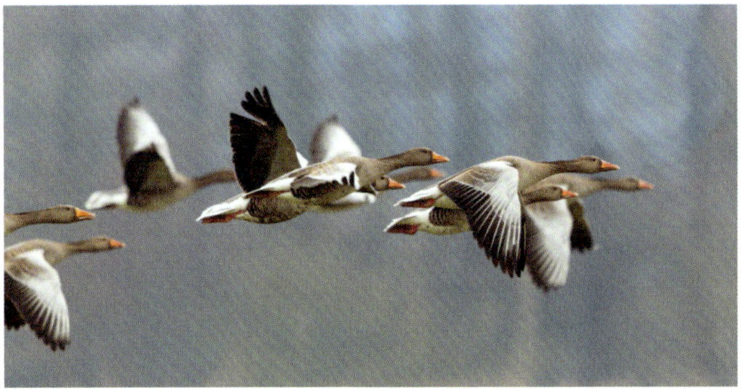

Zugvögel orientieren sich am natürlichen Magnetfeld der Erde. ←

Deutschland: Mobilfunk einst und heute

1918 Die Deutsche Reichsbahn startet erste Tests mit der mobilen Telefonie.

1926 Auf der Strecke Berlin–Hamburg wird erstmals eine mobile Funküberragung für Fahrgäste eingerichtet.

1958 Das A-Netz startet als erstes nationales Mobilfunknetz (1G) mit Frequenzen von 156 bis 174 MHz.

1972 Das B-Netz startet (148–163 MHz): Telefonieren wird ohne Vermittlung möglich.

1977 Das A-Netz wird abgeschaltet.

1983 Motorola präsentiert das erste tragbare Mobiltelefon (Dynatac 8000).

1985 Das C-Netz startet als erstes, teilweise digitales Mobilfunknetz (451–466 MHz).

1992 Einführung des GSM-Standards: Die zweite Mobilfunkgeneration (2G) startet digital mit dem D-Netz. Durch das GSM-900-Frequenzband erhält die breite Bevölkerung Zugang zur mobilen Kommunikation. Übertragungsrate: 14,4 kbit/sec

1993 Über eine Million Mobilfunkanschlüsse sind in Deutschland aktiv.

1994 Das B-Netz wird eingestellt, das E-Netz startet im DCS-1.800-Frequenzband. Datenübertragung und das Versenden von Faxen werden möglich.

1995 Der Short Message Service (SMS) wird eingeführt.

1998 Das zweite E-Netz wird in Betrieb genommen, in Deutschland sind zehn Millionen Mobilfunkanschlüsse aktiv.

2000 Start der 3. Netz-Generation (3G) UMTS bei 2.100 MHz. In Deutschland werden die Sendelizenzen versteigert. Das C-Netz wird eingestellt. Übertragungsraten von 384 kbit/s ermöglichen das Versenden von MMS.

2004 UMTS generiert Übertragungsraten von bis zu 0,4 Mbit.

2006 Die Übertragungsraten liegen bei 7,2 MBIT/s (HSPA). Mit über 85 Millionen Mobilfunkanschlüssen gibt es in Deutschland mehr Handys als Einwohner.

2006 Für LTE, die 4. Generation (4G), wird ein einheitlicher, weltweiter Standard in Hongkong festgelegt.

2007 Apple präsentiert das erste Smartphone (iPhone)

2009 Das Samsung Galaxy startet mit dem Betriebssystem Android.

2010 Die Bundesnetzagenturen versteigern im deutschsprachigen Raum die LTE-Frequenzbänder (bestehende Frequenzen und 700, 800, 2.600 MHz). Übertragungsraten von bis zu 150 Mbit/s sind möglich (Video).

2011 Die WHO stuft häufiges Telefonieren mit dem Handy als „potenziell krebserregend" ein.

2011 In Deutschland werden im Zeitraum eines Jahres 55 Milliarden SMS versendet.

2014 LTE (4G) geht ins Netz, Übertragungsrate bis 300 Mbit/s.

2018 In Deutschland gibt es 137 Millionen Mobilfunkanschlüsse, 57 Millionen Smartphones sind im Einsatz.

2019 Versteigerung der 5. Generation (5G) in Deutschland, Österreich und der Schweiz (Frequenzbänder von 2,0 bis 3,8 GHz). Der kurzwellige Bereich (20–80 GHz) soll ab 2021 folgen. Bei vollem Ausbau können bis zu 10 Gbit/s übertragen und bis zu einer Million Geräte pro Quadratkilometer versorgt werden.

und für die 16,67-Hertz-Wechselströme für Bahn und Straßenbahnleitungen. Und etwas früher entwickelten mehrere Erfinder unabhängig voneinander Fernsprechgeräte – 1876 schlug Alexander Bell seinen Konkurrenten Antonio Meucci beim Wettlauf um das Patent. Damals hätte sich niemand vorstellen können, dass sich Menschen heute über Kontinente hinweg unterhalten – und einander dabei vielleicht sogar sehen können –, während sie eine Straße entlanggehen oder in der U-Bahn sitzen.

So weit, so gut – doch die Medaille hat eine Kehrseite: Immer schnellere, leistungsstärkere (Kommunikations-)Technologien produzieren immer mehr elektromagnetische Strahlung.

Was ist Elektrosmog?

Elektrosmog wird durch künstliche elektrische und magnetische Felder (EMF) produziert. Stromleitungen und elektrische Geräte verursachen niederfrequente Strahlung, Funkwellen verursachen hochfrequente Strahlung.

FUNKSTRAHLEN

Funkstrahlen werden von Sendern erzeugt und durchdringen auch feste Wände. Bekannte Verursacher, die uns tagtäglich umgeben, sind Radio- und TV-Netze, Radaranlagen, Amateur-, Flug-, Schiffsfunk, Verkehrsüberwachung, Mobilfunksender, DECT-Haustelefone, Funkuhren, WLAN, Bluetooth, Babyphon, Rauchmelder etc.

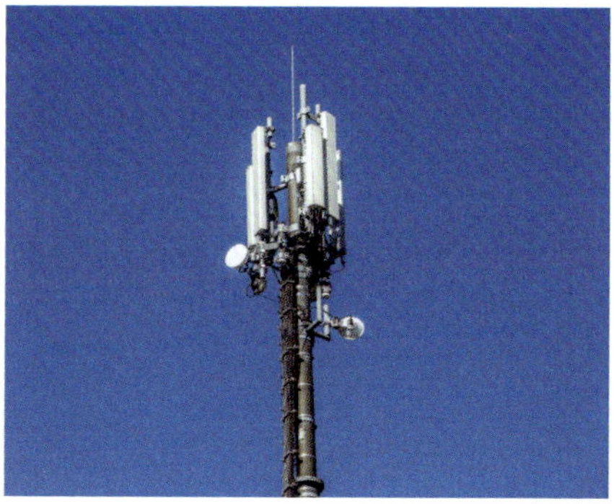

In Deutschland gibt es

350.000 Mobilfunk-Sendeanlagen an
75.000 Standorten,
100 Millionen private Sendeanlagen
(WLAN oder Schnurlostelefone),
140 Millionen Mobiltelefone[1],
65 Millionen Smartphones[2].
(Stand 2019)

All das produziert ein ständig zunehmendes Grundrauschen an Hochfrequenzen, die unser Körper als fremd erkennt und auf die er mit unterschiedlichsten Symptomen – von Konzentrationsstörungen über Kopfschmerzen bis Krebs – reagiert.

SAR-Grenzwerte: Scheinbare Sicherheit

Der gültige Grenzwert ist so, als würde man die Geschwindigkeitsbegrenzung auf 990 km/h festlegen. Dann würde es keine Geschwindigkeitsüberschreitungen mehr geben und jeder könnte tun und lassen, was er will.[3]

Potenziell krebsfördernd!

Die WHO hat 2011 die Mobilfunkstrahlung als „potenziell krebsfördernd" eingestuft.

Das Handy – je smarter, umso strahlender

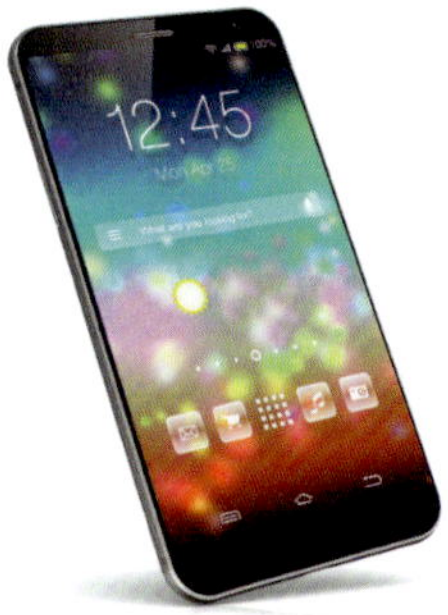

Sorgten wir uns früher wegen der Nähe eines Handymasts, holen wir uns heute mit Smartphone, Tablet, Schnurlostelefon und WLAN eine viel höhere Strahlung in unseren Lebensbereich – hautnah und rund um die Uhr. Handys senden Wellen aus, deren Anfangsimpuls eine hohe Intensität hat. Damit wird der Kontakt zum nächsten Sendemast hergestellt. Die hochfrequente gepulste Strahlung des Mobilfunks stellt eine wesentlich höhere Belastung für das Gehirn dar als die gleichmäßige Frequenz von Radio- oder TV-Sendern. Denn die Wellen können beim Telefonieren – je nach Alter – mehr oder weniger tief in das Gehirn eindringen und die dortigen Strukturen erwärmen (➔ Mikrowellenstrahlung, S. 97).

Welche medizinische Aussagekraft haben die SAR-Grenzwerte?
So gut wie keine, denn sie vernachlässigen wesentliche Auswirkungen der Strahlung auf die Biologie des Menschen, auf Reaktionen in den Zellen, im Stoffwechsel und in allen Steuerungs- und Reparaturvorgängen.

Die SAR-Werte erfassen nicht[4]:

- die nicht-thermischen Wirkungen der Strahlung
- den Frequenzmix durch die verschiedenen Anwendungen
- die Auswirkungen auf Abläufe/Kommunikation in den Zellen
- die biologisch wirksame niederfrequente Taktung
- die Spitzen-, sondern nur Mittelwerte
- den kumulativen Effekt durch längere Bestrahlung
- die Wirkungen auf empfindliche Personen und Organismen
- die gepulste Strahlung
- Dauerdosis und Langzeiteffekte

So wird der SAR-Wert gemessen:
Zur Testung wird das Plastik-Kopfmodell eines Mannes verwendet, der die durchschnittliche Form und Größe der oberen zehn Prozent der größten Rekruten des US-Militärs im Jahr 1989 hat. Das ist ein Mann, der 100 kg wiegt und 1,88 m groß ist[5]. Das Modell verwendet eine Simulationsflüssigkeit für das Gehirn, die lediglich einen Mittelwert der Erwärmung wiedergeben kann und keinerlei Auskunft über biologische Prozesse wie die Bildung von Radikalen oder Veränderungen in der Zellkommunikation gibt.

Spezifische Absorptionsrate (SAR)

Die spezifische Absorptionsrate (SAR) gibt die Aufnahme von elektromagnetischen Feldern in einem Material an. Die Angabe erfolgt in W/kg (Watt pro Kilogramm). Der SAR-Wert für Kopf und Körper wird für jedes Handymodell vom Hersteller ermittelt. Die SAR-Grenzwerte (2 W/kg) gelten nur für thermische Veränderungen, also eine Erhitzung des Gewebes – körperliche Symptome und nicht-thermische Auswirkungen, wie z. B. die Bildung freier Radikale, treten schon weit unter diesen Werten auf. Aktuelle Smartphones haben SAR-Werte bis 1,75, bei Handys ohne Smartphone-Funktion liegen die Werte meist deutlich darunter.

Die SAR-Werte aller Modelle können beim deutschen Bundesamt für Strahlenschutz (www.bfs.de) abgefragt werden.

Die SAR-Grenzwerte wurden 1998 (!), also zu einer Zeit, in der es noch keine Smartphones, keine Tablets und kein WLAN gab, von der International Commission on Non-Ionizing Radiation Protection (ICNIRP) erstellt[6]. Bereits 2003 tauchten in der WHO Bedenken auf, ob nicht eigene Grenzwerte für Kinder und andere sensible Personen definiert werden sollten[7]: „Verschiedene Gruppen der Bevölkerung könnten unterschiedliche Toleranzen gegenüber der Bestrahlung durch elektromagnetische Felder haben. Kinder, Ältere und chronisch Kranke könnten eine geringere Toleranz gegenüber einer oder mehreren Formen von elektromagnetischen Feldern aufweisen als der Rest der Bevölkerung. Daher könnte es hilfreich oder nötig sein, unterschiedliche Richtlinien für unterschiedliche Bevölkerungsgruppen zu entwickeln. Das könnte beim Erstellen der Grenzwerte durch die Verwendung größerer Sicherheitsfaktoren für spezielle Bevölkerungsgruppen erfolgen."

Mittlerweile gibt es 10.000 von Experten geprüfte Studien, die die schädliche Wirkung von Funkstrahlung belegen.[8] Der emeritierte Professor für Biochemie und Grundlagenforschung in der Medizin an der Washington State University, Prof. Dr. Martin Pall, hat hunderte Studien ausgewertet und fasst verschiedene gesundheitliche Folgeerscheinungen, die durch elektromagnetische Felder ausgelöst werden, zusammen.[9] Dabei erklärt er auch ihre Wirkmechanismen. Jede Wirkung nimmt mit der Zeit zu und lässt sich nicht rückgängig machen.

Kinder reagieren aufgrund ihrer zarten Knochen wesentlich empfindlicher auf Handystrahlen.

↓

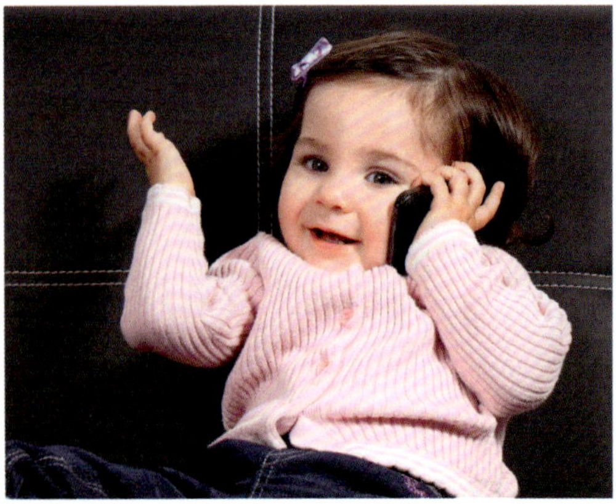

Auf den nächsten Seiten finden Sie seine Erkenntnisse und die weiterer Forscher.

Gesundheitsgefahr durch Funkstrahlen

Nicht jede Person reagiert gleich empfindlich auf Funkstrahlen. Manche Menschen sind elektrosensibel – sie nehmen Funkstrahlung körperlich wahr und fühlen sich unwohl. Andere haben Beschwerden, ohne zu wissen, woher diese kommen.

Zusammenbruch der natürlichen Entgiftungs- und Reparaturmechanismen

Es können aggressive Sauerstoffverbindungen (freie Radikale, oxidativer Stress) entstehen, die körperliche und seelische Störungen verursachen. Dazu zählen Erkrankungen des Herz-Kreislauf-Systems, der Nervenzellen und des Gehirns sowie das chronische Müdigkeits- und das Burnout-Syndrom.[10]

Schädigung der DNA

Elektromagnetische Strahlung kann zu Brüchen in der DNA führen. Als Folge können sich Zellen verändern (Krebs), die Bildung wichtiger Eiweißkörper gestört und die Erbanlagen geschädigt werden (Fehl- und Frühgeburten).

Wirkung auf das Nervensystem und Gehirn

Die Funktion von Gehirn und Nervensystem basiert auf biochemischen Prozessen und der Weiterleitung von elektrischen Signalen. Physikalische Interferenzen der Nervenübertragungen mit elektromagnetischer Strahlung können zu vielen Symptomen und Krankheitsbildern führen, wie z. B. Unruhe, Schlaflosigkeit, Depressionen, Burn-out, Restless Legs, Konzentrationsstörungen, etc.

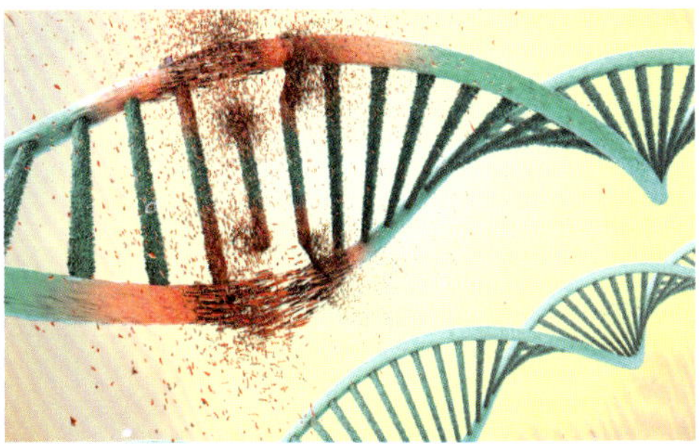

Funkstrahlen können die DNA schädigen.

←

Schlafstörungen

2009 litten 47,4 Prozent der Deutschen unter Schlafstörungen, 2016 waren es bereits 78,8 Prozent. Das ist eine Zunahme von 66 Prozent des Ausgangswerts innerhalb von 7 Jahren[11] – in den sieben Jahren, in denen die Smartphones den Markt eroberten.

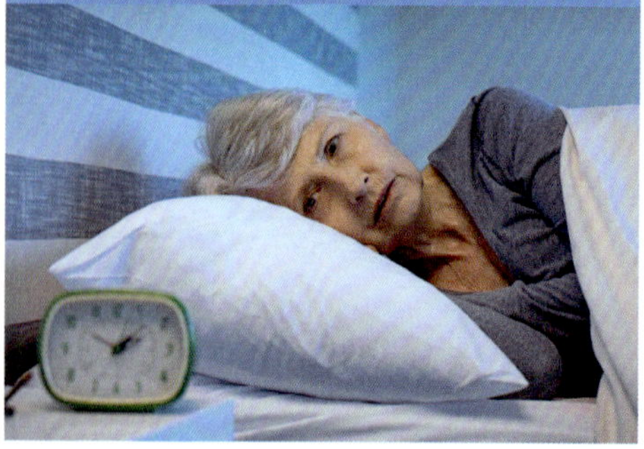

Demenzerkrankungen, Parkinson

Funkstrahlung kann dazu führen, dass Schwermetalle oder Eiweißstoffe ins Gehirn gelangen und es schädigen. Alzheimer, Parkinson und Amyotrophe Lateralsklerose können entstehen.

Stress, Schlafprobleme, Vergesslichkeit – Wirkung auf das Hormonsystem

Studien belegen, dass der Serotoninspiegel durch die Einwirkung von Funkstrahlung sinkt. Das „Glückshormon" Serotonin sorgt für Leichtigkeit im Alltag und innere Ausgeglichenheit. Zusätzlich steigt der Cortisolspiegel an – das „Stresshormon" Cortisol reguliert den Blutdruck, den Insulinspiegel und fährt unser Immunsystem herunter. Außerdem erhöht es das subjektive Stressempfinden und beeinflusst unser Kurzzeitgedächtnis – wir werden vergesslich und können uns nicht konzentrieren.

Elektrosmog wirkt sich auch negativ auf die Bildung von Sexualhormonen aus[12] – sowie auf die Bildung von Melatonin. Dieses Hormon reguliert oder beeinflusst viele wichtige Prozesse im Körper. Es steuert unseren Tag-Nacht-Rhythmus, dem fast alle Körperfunktionen unterliegen. Blutdruck, Körpertemperatur, Appetit, die Ausschüttung von anderen Hormonen und die Regeneration des Immunsystems sind mit der Melatoninproduktion verknüpft. Außerdem inaktiviert es freie Radikale und trägt somit zum Schutz vor Krebs bei. Melatonin wird fast nur während vollkommener Dunkelheit im Schlaf produziert. Somit sorgt auch künstliches Licht dafür, dass das Gehirn die Produktion stoppt.

Die Schilddrüsenhormone werden ebenfalls durch hochfrequenten Elektrosmog beeinflusst – Unruhe und Stoffwechselstörungen können die Folge sein.

Erhöhte Fehlgeburtenrate, Entwicklungsstörungen bei Kindern

Embryos im Mutterleib können durch die Strahlung von Mobiltelefonen geschädigt werden – das betrifft sowohl die DNA als auch die Entwicklung von Nervenzellen. Die möglichen Folgen: Fehl- oder Frühgeburten, ADHS[13], Autismus[14] und Asthma[15] bei Kindern.

Augenerkrankungen

Die empfindlichen Strukturen des Auges sind nicht wie andere Körperregionen durch mehrere dicke Zellschichten der Haut geschützt. Hochfrequente Strahlen gelangen vom Bildschirm oder Smartphone-Display ungehindert an und in die Augen. Dort können sie zu Augenerkrankungen wie Grauem Star (Katarakt), Netzhautablösung, Grünem Star (Glaukom) oder Makuladegeneration führen.

Herz-Kreislauf-Erkrankungen

Schon nach 30 Sekunden Telefonieren mit einem Mobiltelefon legen sich rote Blutkörperchen aneinander wie Münzen in einer Münzrolle. Dadurch können sie einerseits weniger Sauerstoff aufnehmen und andererseits die ganz feinen Blutgefäße (Kapillaren) verstopfen. Dies erhöht die Gefahr von Embolien, Herzinfarkten und Schlaganfällen. Ärzte berichteten bereits 2010 von einer dramatischen Zunahme von Schlaganfällen bei Kindern und Jugendlichen und sogar bei Föten im Mutterleib.[16] Auch Herzrhythmusänderungen bzw. -störungen wurden beobachtet.

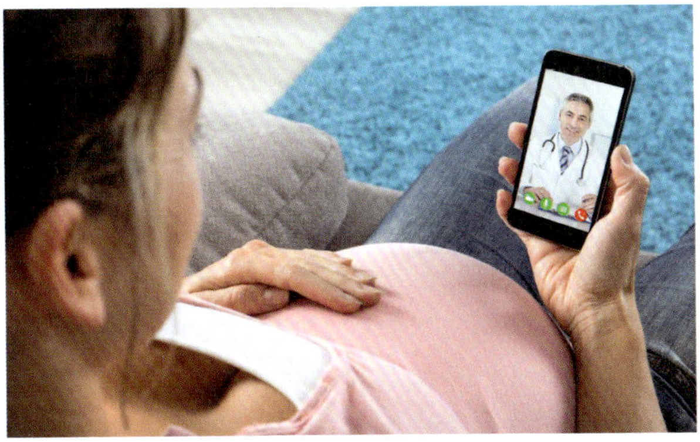

Handystrahlen während der Schwangerschaft gefährden das Kind.
←

5G: NEUE STANDARDS – NEUE HERAUSFORDERUNGEN

„Jetzt geht es endlich los!“, jubelten die Mobilfunkbetreiber, als die ersten 5G-Frequenzen im Frühjahr 2019 zur Versteigerung kamen. Womit es tatsächlich losgeht, kann aber noch niemand so recht abschätzen.

Kritische Stimmen zu 5G

• **Inge Paulini, Präsidentin des Bundesamts für Strahlenschutz,** weist darauf hin, dass deutlich höhere Datenübertragungsmengen, neue und zusätzliche Sendeanlagen und höhere Frequenzen die Strahlungsintensitäten verändern – und diese untersucht werden müssen. Es sei offen, was geschehe, wenn unterschiedliche Betreiber am gleichen Ort Sendeleistung aufbauen. Man werde das beobachten und bewerten.[17]

• Für **Céline Fremault, Ministerin der Regierung der Region Brüssel-Hauptstadt, zuständig für Wohnungswesen, Lebensqualität, Umwelt und Energie,** ist es undenkbar, die Einführung dieser Technologie zu erlauben, wenn sie die Einhaltung der Normen zum Schutz der Bürger nicht sicherstellen kann. Die Brüsseler seien, so Fremault, keine Labormäuse, deren Gesundheit sie mit Gewinn verkaufen könne.[18]

• **Prof. Dr. Martin Pall von der Washington State University:** „Es ist eine der dümmsten Ideen in der Geschichte der Welt, mehrere zehn Millionen 5G-Sender zu errichten, ohne auch nur einen einzigen Test zur biologischen Verträglichkeit durchzuführen.“[19]

• **Ulrich Weiner, Gründer des Forums für Elektrosensible,** äußert sich kritisch: „Es hat für keine der bisher verwendeten digitalen Funktechniken im Vorfeld eine Gesundheitsüberprüfung stattgefunden. Jedes Medikament wird vor der Anwendung ausführlich getestet und geprüft, neue Funktechniken – wenn überhaupt – erst im Nachhinein. Ist dann nach Jahrzehnten eine Studie abgeschlossen und die Gefährlichkeit belegt, sind bereits wieder neuere Techniken im Einsatz, welche aber zuvor wieder nicht überprüft wurden.“.[20]

5G – die Fakten

- Es werden neue Frequenzbereiche eingesetzt – beginnend mit 2,0 bis 3,8 GHz. In der Folge sind dann (ab 2021) Funkbereiche von 20–80 GHz geplant.
- Bei vollem Ausbau können bis zu 10 Gbit/s übertragen und bis zu eine Million Geräte pro Quadratkilometer versorgt werden.
- Die Latenzzeit (Verzögerung) soll auf eine Tausendstelsekunde verkürzt werden, wodurch Roboter, Fahrzeuge und Maschinen sicher gesteuert werden können.
- Das „Internet der Dinge" wird ermöglicht – im Smarthome kommunizieren Geräte miteinander und sind vom Smartphone aus steuerbar.
- Da die Wellen sehr kurz sind (20 GHz entsprechen etwa 1,5 cm, 80 GHz etwa 4 mm), werden sie leicht abgelenkt und können nicht tief in Materie eindringen.
- Daher müssen sie mit starker Pulsung gesendet werden.
- Außerdem sind viele Sender mit kurzer Reichweite nötig.
- Diese müssen in hoher Dichte und in der Nähe der Verwender installiert werden: Zusätzlich zu den Basisstationen auf Dächern sollen sich kleine Funkzellen „dezent ins Straßenbild einfügen[21], z. B. an Hauswänden, Reklametafeln, Bushaltestellen, Ampeln, Straßenlaternen oder unter Gullydeckeln.
- Handybenützer und unbeteiligte Passanten sind dann jederzeit hochfrequenter Strahlung auf kurzer Distanz ausgesetzt – oft, ohne sich dessen bewusst zu sein.
- Die neuen Sender sind lenkbar und können Ziele (und damit auch Personen) gerichtet anpeilen (Eingriff in die Privatsphäre, Überwachungsstaat).
- In Deutschland ist geplant, 800.000 zusätzliche Sender zu errichten, in Österreich sollen es 10.000 sein.
- Die Grenzwerte der elektrischen Feldstärke sollen von derzeit 6 V/m auf 90 V/m angehoben werden.

STROMLEITUNGEN UND IHRE GEFAHREN

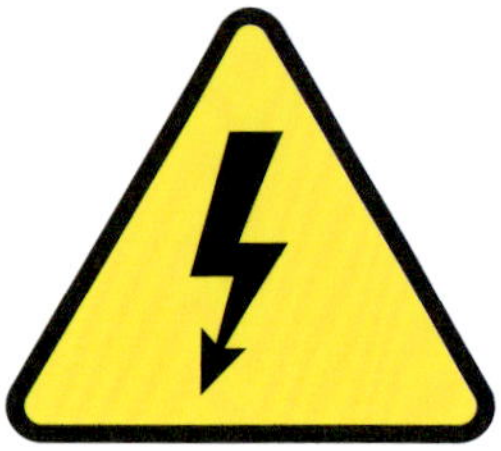

Haushaltsstrom hat eine Frequenz von 50 Hertz, weshalb von niederfrequenter elektromagnetischer Strahlung gesprochen wird.

Die Gefahr von Stromleitungen ist allgemein bekannt – trotzdem sterben in Deutschland etwa 30 Personen pro Jahr durch direkte Stromschläge. Auch ohne direkten Kontakt können Stromleitungen die Gesundheit gefährden – so wurde z. B. ein erhöhtes Leukämierisiko für Kinder, die in einem 600-m-Radius zu Hochspannungsleitungen (bis zu 380 Kilovolt) aufwachsen, diskutiert.

Doch nicht nur Hochspannungsleitungen stellen ein Risiko dar – auch die Kabel in unseren Wohnungen erzeugen elektromagnetische Felder. Diese strahlen bis zu zwei Meter weit in die Räume hinein, selbst dann, wenn die Kabel in der Wand verlegt sind!

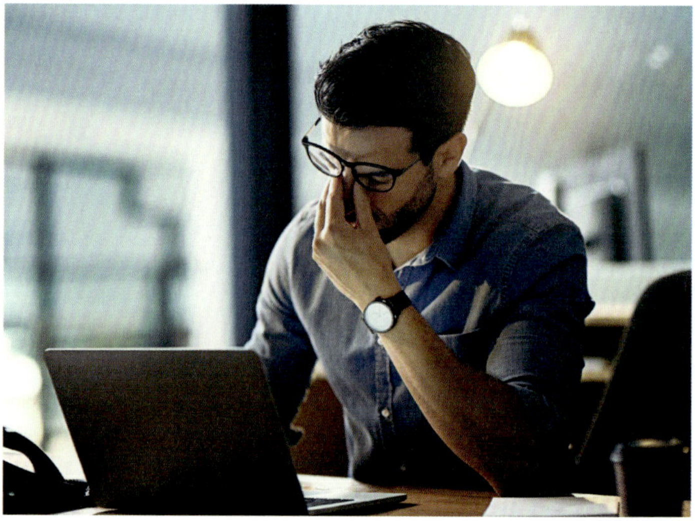

Kopfschmerzen und Müdigkeit können eine Folge von niederfrequentem Elektrosmog sein.
→

Elektrische Felder entstehen rund um Kabel, wenn kein Strom fließt. Diese Felder strahlen in alle Richtungen ab – auch aus den Wänden, in denen Leitungen laufen. Sie lassen sich leicht abschirmen. Magnetische Felder entstehen, wenn Strom fließt und Geräte in Betrieb sind. Elektromagnetische Felder lassen sich durch geschirmte Elektrokabel vermeiden und mittels einer geeigneten Schirmfarbe je nach der Stärke des Auftrages mehr oder weniger gut abschirmen.

Im menschlichen Körper fließen ständig winzige elektrische Ströme, die durch natürliche chemische Reaktionen in den Zellen verursacht werden. So leiten beispielsweise die Nerven ihre Signale in Form von elektrischen Impulsen weiter. Magnetische Felder überlagern diese Impulse, indem sie im Körper elektrische Felder und Ströme erzeugen. Dadurch entstehen im Körper elektrische Felder, die die natürliche Zellkommunikation überlagern. Fehlsteuerungen und Nervenstörungen sind die Folge.

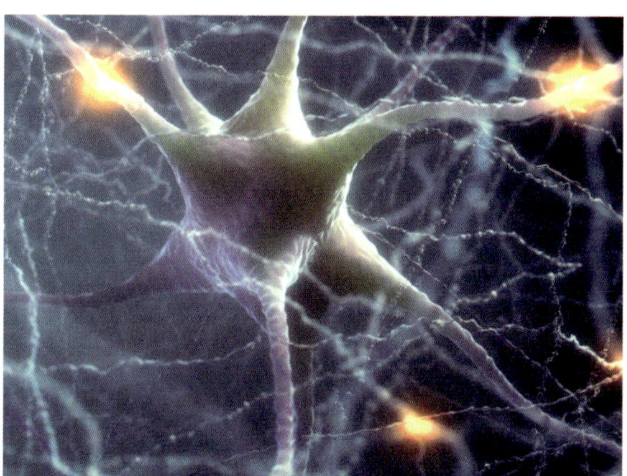

Mögliche Folgen von niederfrequentem Elektrosmog[22]

- Störung von Immunsystem und Regenerationsprozessen
- Schlafstörungen
- Kopfschmerzen
- Müdigkeit, Abgeschlagenheit
- Ohrgeräusche (Tinnitus)
- Kribbeln in Armen und Beinen
- Herz-Kreislauf-Erkrankungen, Blutdruckschwankungen etc.
- Störungen des Hormonsystems (z. B. Melatonin)
- degenerative Nervenerkrankungen wie Amyotrophe Lateralsklerose oder Alzheimer
- Gefährdung der Fruchtbarkeit
- Schädigung des Embryos
- Krebs (Leukämie)

Nervenzellen leiten Informationen elektrisch weiter.
←

Strahlungs-messung

In diesem Kapitel erfahren Sie, wie jene Strahlungen gemessen werden, denen wir im Alltag ausgesetzt sein können: Elektrosmog, Radioaktivität durch Radon, Erdstrahlung (Grundlageninfos dazu finden Sie ab Seite 85).

MESSUNG VON ELEKTROSMOG

Bei Verdacht auf Elektrosmog erfolgen Messungen in den jeweiligen Räumen. Geo- oder Baubiologen ermitteln die Strahlung in der Luft über die sogenannte Leistungsflussdichte des Senders (z. B. eines Handymasts) in Mikrowatt pro Quadratmeter ($\mu W/m^2$).

Da der Mensch diese Frequenzen wie eine Antenne aufnimmt, bevorzugen Mediziner die geobiologische Messmethode, bei der durch Berühren des Fühlers eines Messgeräts (Körperankopplung) die ankommende Spannung in Mikrovolt (µV) festgestellt wird. Diese Methode spiegelt die tatsächliche Belastung der Betroffenen wider. Bei Werten von mehr als 30 µV sollten zumindest Schlaf- bzw. Kinderzimmer abgeschirmt werden, um den Menschen die Möglichkeit zur Regeneration zu bieten und Entwicklungsstörungen zu verhindern.

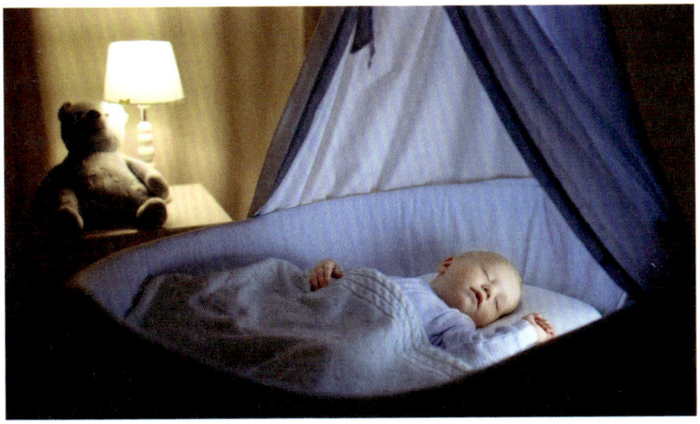

Besonders Schlaf- bzw. Kinderzimmer sollten abgeschirmt werden.
←

Messung von Funkstrahlen

Mit einem Hochfrequenzmessgerät können gezielt Sender angepeilt und deren Emissionen gemessen werden. So wird sichtbar, welche Frequenzen (GSM, LTE, UMTS, 5G) die höchste Pulsung im Schlaf- bzw. Kinderzimmer aufweisen oder ob z. B. die Basisstation eines DECT-Schnurlostelefons oder ein Babyphon in Betrieb sind.

Andere Geräte zeigen die Summe aller gleichzeitig ankommenden Funkstrahlen (z. B. von hauseigenen Systemen wie WLAN, DECT, TV- und Radiosendern sowie Mobil- und anderen Funksystemen). Durch Hautkontakt (Körperankopplung) wird sichtbar, wie groß die Spannung ist, die durch den Körper fließt. Funkstrahlenmessungen ergeben Werte im Mikrovoltbereich (µV). Aus geobiologischer Sicht sollte der Wert nicht über 30 µV liegen.

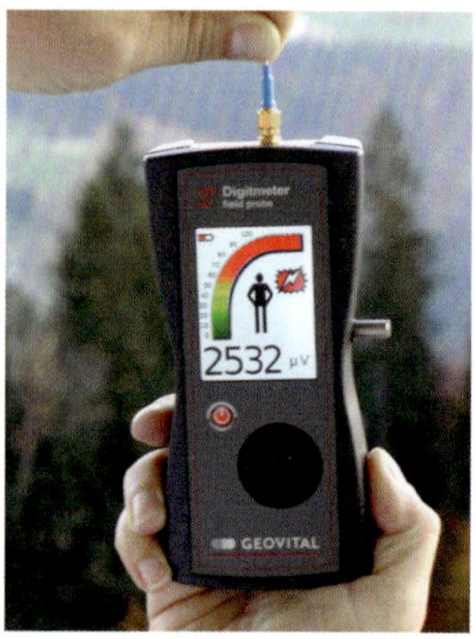

↑
Im Freien herrscht eine hohe Belastung durch diverse Funkstrahlen. Der hier gemessene Wert liegt bei 2.532 Mikrovolt.

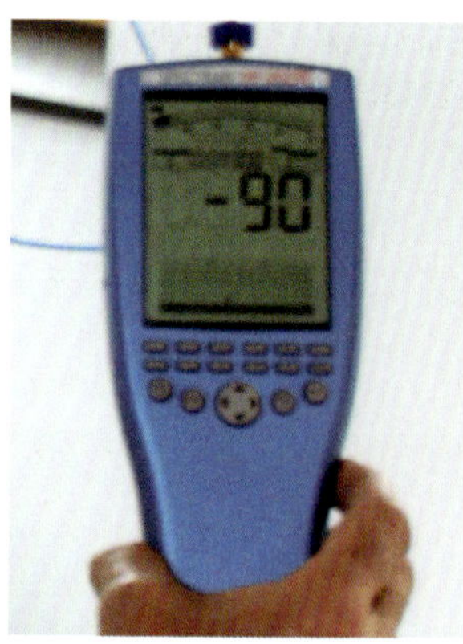

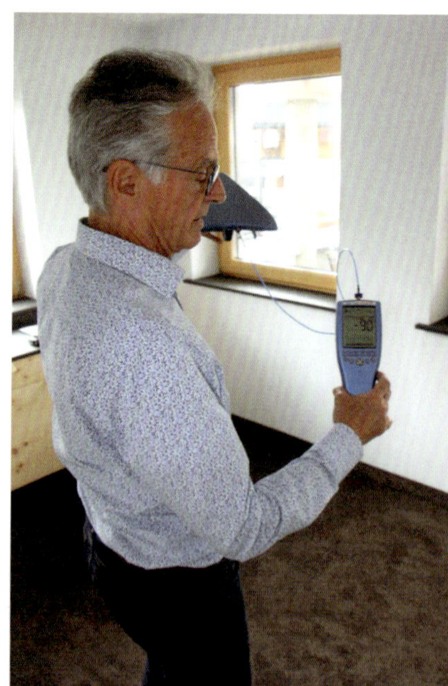

↑→
Hochfrequenzmessgerät: Die Peilung zeigt, dass der Empfang für GSM (900 MHz) sehr schlecht ist (–90 dBm, siehe Kasten) – ein Handy wird hier stark gepulste hochfrequente Strahlung aussenden, um Kontakt mit dem Sender aufzunehmen.

Was sind Dezibel?

Dezibel (dB) ist keine EInheit wie z. B. Volt oder Ampere, sondern eine Verhältniszahl. Sie beschreibt den logarithmischen Faktor, um den eine Signalstärke vermindert ist. Direkt am Sendemast herrscht eine Empfangsstärke von 100 Prozent, das wären 0 dBm (Dezibel Milliwatt). –10 dBm bedeutet, dass nur noch 1/10 des Signals durchkommt, bei –20 dBm ist es nur noch 1/100, bei –30 dBm nur noch 1/1000. Die Umrechnung auf Prozent kann den tatsächlichen Wirkungsgrad nur unzureichend wiedergeben: Die Abschirmung ist bei 99,999 % (–60 dBm) um das Tausendfache besser als bei 99,9 % (–30 dBm).

Ein „Dezibel" ist der zehnte Teil eines Bels – diese Kennzeichnung ist nach Alexander Graham Bell (1847–1922) benannt, der eine wichtige Rolle in der Erfindung und Weiterentwicklung des Telefons spielte.

↓

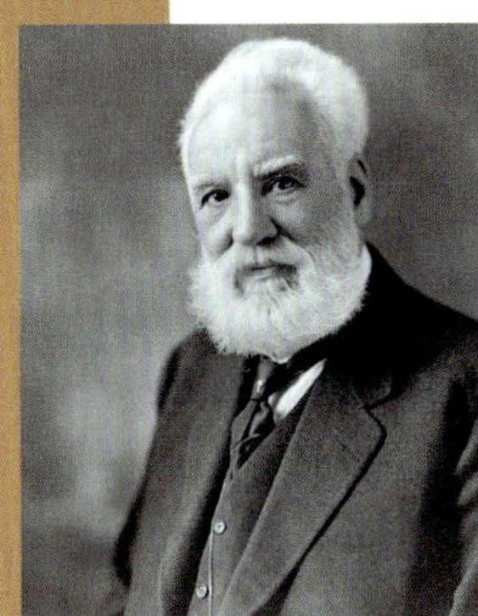

dBm	Dämpfungs-faktor	Dämpfung in %	So viel % der ursprünglichen Leistung werden durchgelassen
–10	10	90	10
–20	100	99	1
–30	1.000	99,9	0,1
–40	10.000	99,99	0,01
–50	100.000	99,999	0,001
–60	1.000.000	99,9999	0,0001

Magnetische Flussdichte

Die magnetische Flussdichte beschreibt das Magnetfeld, das entsteht, wenn Strom fließt, z. B. durch die Verwendung von Computern, Druckern, Lampen etc. Sie wird in Nanotesla (nT) gemessen und sollte nicht über 100 nT liegen.

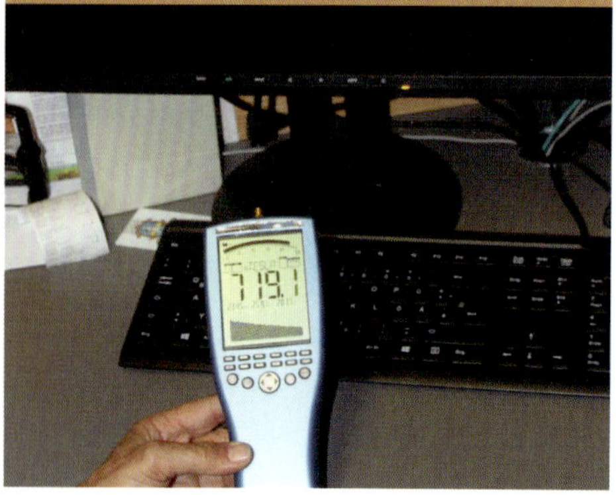

↑
Die Messung der magnetischen Flussdichte am Schreibtisch ergibt 719,1 nT.

Messung von durch Strom erzeugten Elektrosmog

Überall dort, wo Stromleitungen verlaufen, wird ein elektrisches Feld erzeugt. Je nach verwendetem Baumaterial – Ziegel, Beton oder Holz – strahlt dieses Spannungsfeld bis zu zwei Meter von der Wand ab, bei freiliegenden Kabeln noch weiter. Speziell im Schlafbereich ist der Elektrosmog durch Stromleitungen (Niederfrequenzstrahlung), die sich meist in 30 cm Höhe befinden, ein großes Problem, da Betten oft direkt an der Wand stehen. Zusätzliche Störfelder wie z. B. von Transformatoren, Überlandleitungen oder (Straßen-)Bahnlinien können ebenfalls gemessen werden.

Ein anderes Gerät (NF-Digitmeter) kann durch direkten Kontakt über einen Fühler die Feldstärke von Elektroleitungen, Schaltern, Rohren etc. vermessen. Hier werden Volt pro Meter (V/m) gemessen. Ab 30 V/m kann eine Veränderung des Nervensystems verursacht werden. Der NF-Digitmeter macht auch die Belastungen sichtbar, denen ein Körper durch niederfrequenten Elektrosmog ausgesetzt ist. Die medizinischen Empfehlungen dafür liegen bei einem Wert von unter 30 V/m.

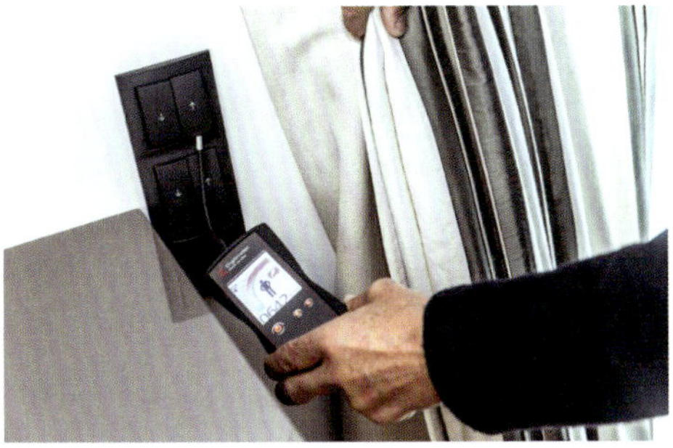
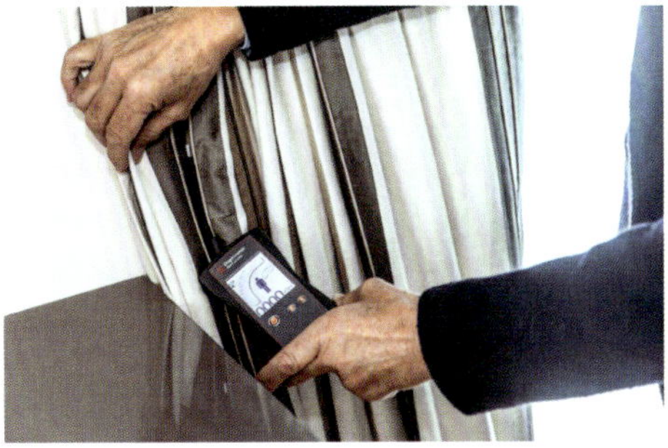

↑ Links: Die Vermessung der elektrischen Feldstärke eines Schalters für eine Außenjalousie ergibt einen Wert von 642 V/m. Rechts: Die Vermessung desselben Schalters durch einen doppelt gefalteten Vorhang aus Abschirmstoff ergibt eine Feldstärke von 0 V/m.

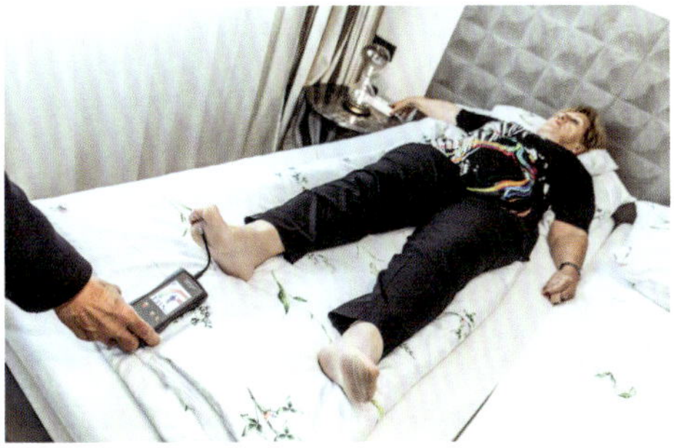
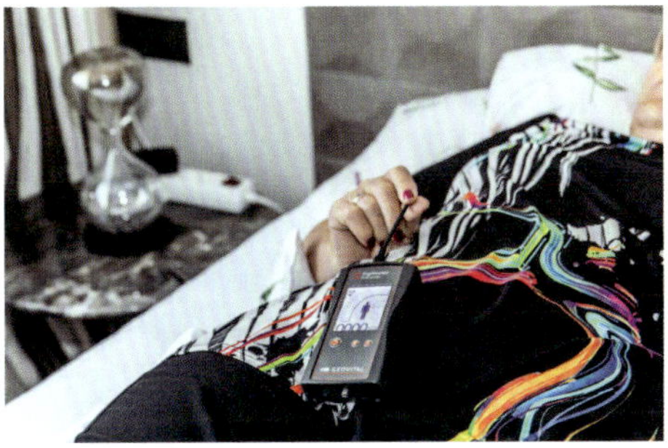

↑ Links: Beim Einschalten der Nachttischlampe: Das Gerät zeigt an, dass der Körper einer Feldstärke von 1.315 V/m ausgesetzt ist. Rechts: Der Netzfreischalter ist aktiv, es fließt kein Strom.

MESSUNG VON RADON

Das natürlich vorkommende Edelgas Radon ist radioaktiv und bildet den größten Beitrag zur durchschnittlichen Strahlenbelastung des Menschen (➔ ab Seite 88). Geobiologen können sowohl die allgemeine Radioaktivität als auch speziell die Radonkonzentration messen. In Österreich bietet die Agentur für Ernährungssicherheit (AGES) eine interaktive Radonkarte an, die nach Eingabe der Postleitzahl die mögliche Belastung des Wohnorts zeigt[23]. Zusätzlich werden von der AGES gratis Radonmessungen durchgeführt (➔ Seite 88, 90).

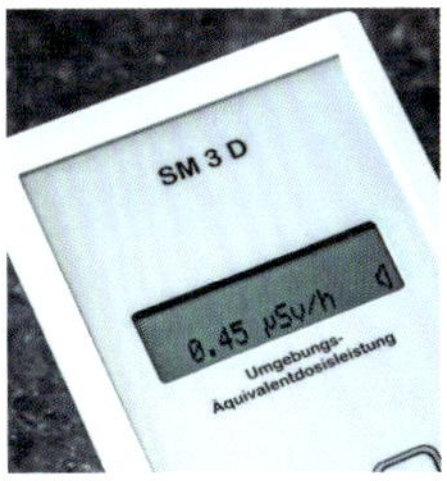

↑ Radioaktive Strahlung einer Küchenarbeitsplatte aus Granit: Die Momentaufnahme zeigt einen Wert von 45 µSv/h, dieser Wert ist unbedenklich.

MESSUNG DER GITTERNETZE UND AUFSPÜREN VON WASSERADERN

Das Aufspüren von Gitternetzen (➔ ab Seite 105) und Wasseradern erfolgt mittels unterschiedlicher Ruten. Durch eine speziell für diesen Zweck entwickelte Methode kann die jeweilige Art der Strahlung erkannt werden – allerdings erfordert ihre Anwendung Übung und Erfahrung. Nach erfolgter Messung ist es hilfreich, die ermittelten Störzonen in einen „möblierten" Grundrissplan einzuzeichnen, um Problembereiche sichtbar zu machen.

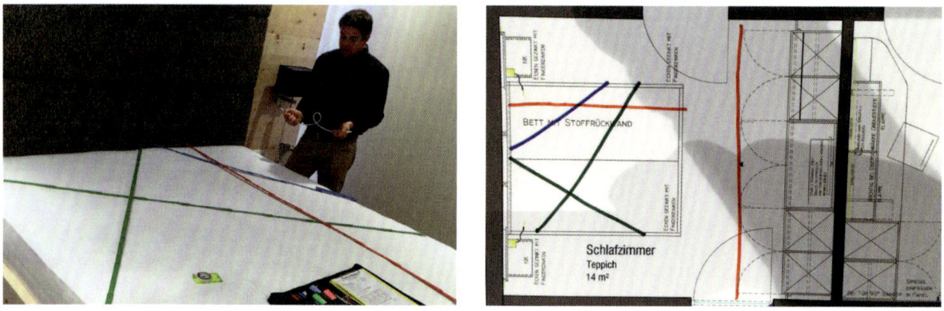

↑ Links: Kennzeichnung der Störzonen. Rechts: Darstellung der Gitternetze und Wasseradern im Grundrissplan. (Grün: Globalgitternetz; rot: Currygitternetz; blau: Wasseradern)

Aufspüren von Störzonen mit der Wünschelrute

Mithilfe zweier rechtwinklig abgebogener Drähte finden auf Anhieb fast 50 Prozent aller Menschen Erdstrahlen oder Wasseradern in ihrem Umfeld, ohne sich vorab mit Radiästhesie beschäftigt zu haben.

Warum ist das so? Der Körper fungiert als Antenne und leitet das veränderte Magnetfeld in die Arme. Dort wirken die in den Händen gehaltenen Drähte der Wünschelrute dann als Plus- oder Minuspol. Je nach Polung ziehen sich die Drähte im Fall einer Erdstrahlung an (jede Hand ist verschieden gepolt) oder sie stoßen einander ab (die Hände weisen die gleiche Polung auf). Probieren Sie es selbst! Aus einem Drahtkleiderbügel lassen sich ganz einfach zwei rechtwinkelige Drähte schneiden. Gehen Sie los und schauen Sie, was passiert (Sie können Veränderungen nur in der Bewegung feststellen und nicht, wenn Sie stehen)!

So gelingt das Rutengehen

+ - polarisiert = anziehend

gleichpolig = abstoßend

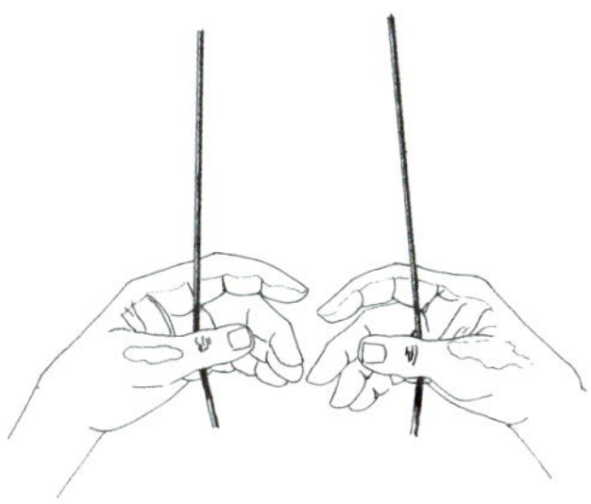

Rute bleibt parallel, weil:

a) keine Rutenfähigkeit
b) keine Störung vorhanden ist

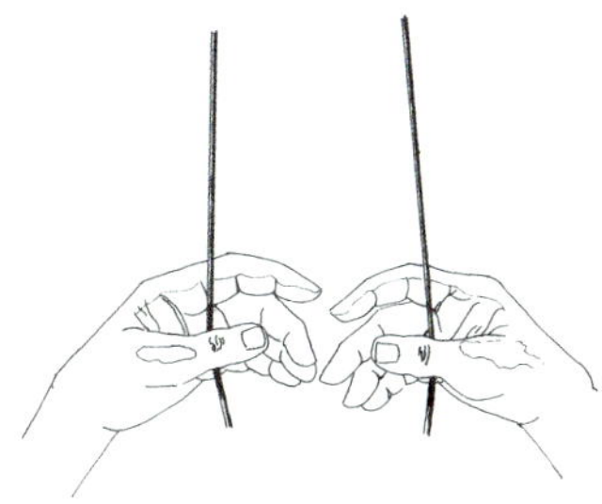

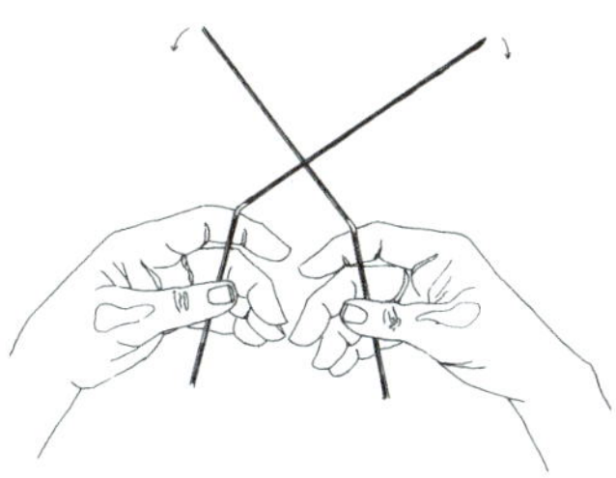

Achtung, Strahlung!
Starke Gesundheitsbelastung

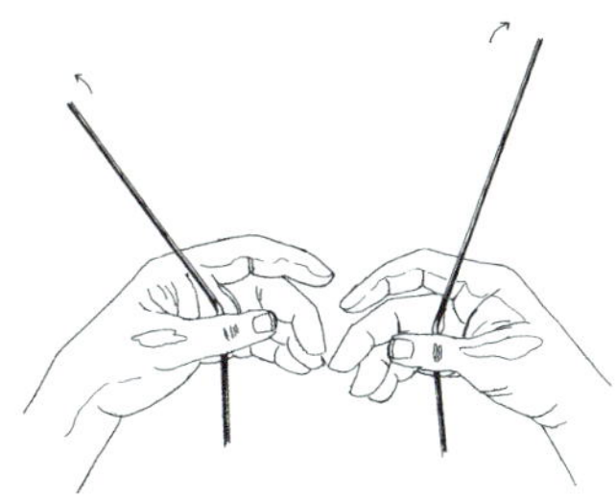

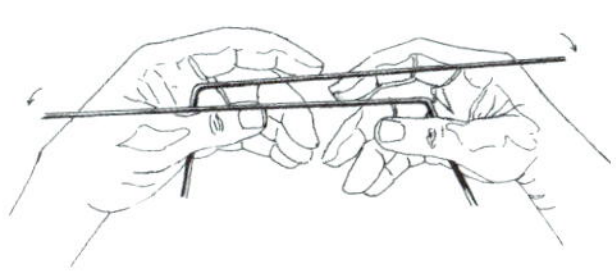

Achtung, große Gefahr!
Sehr starke Strahlungszonen

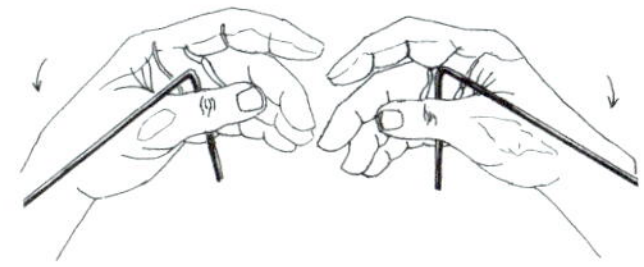

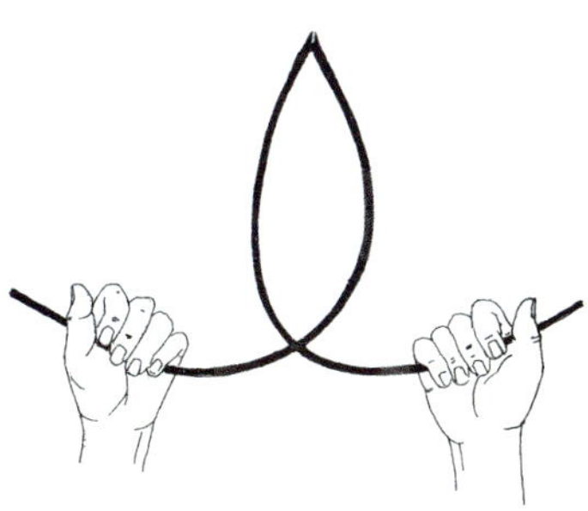

Handhabung der Profirute

Strategien gegen schädliche Strahlung

Wir sind – heute mehr denn je – von unterschiedlichen gesundheitsschädlichen Strahlen umgeben. Das Gute: Diese Strahlung ist, wie im vorigen Kapitel gezeigt, nicht nur messbar, wir können uns auch weitgehend dagegen schützen. Hier erfahren Sie, wie das geht.

STRATEGIEN GEGEN FUNKSTRAHLUNG

Funkwellen gelangen einerseits von außen in unsere Wohnbereiche (durch Signale von Mobilfunk, TV, Radio, Radar etc.), andererseits werden sie „vor Ort" produziert: Geräte und Helferlein des täglichen Lebens sorgen für eine wahre Strahlenflut (WLAN, DECT-Schnurlostelefone, Babyphone, Smartphones und alle Geräte, die mit „Smart" beginnen, wie Smartboxen namens Alexa, Siri & Co, Smart Meter etc., ➔ Seite 62).

Die Strahlung von Sendern können wir nicht reduzieren, aber wir können sie abschirmen (lassen). Und durch einen achtsamen Umgang mit neuen Technologien sind wir in der Lage, sehr viel zu einem gesünderen Leben beizutragen.

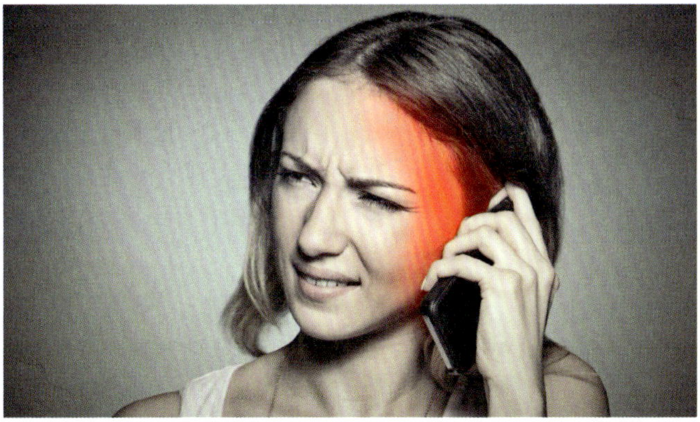

Wenn Handystrahlung sichtbar wäre …
←

Strategien gegen Handystrahlung – freier Kopf und entspannter Körper

Beim Kauf auf einen geringen SAR-Wert achten

Geo- und Baubiologen empfehlen einen Wert von unter 0,4 W/kg.[24] Achten Sie auch auf einen externen Antennenanschluss.

Nur wenig und kurz mit dem Handy telefonieren

Schreiben Sie lieber eine SMS oder verwenden Sie, wann immer es möglich ist, stattdessen das Festnetz (siehe nächster Punkt).

Besser: Zurück zum guten alten Festnetz ↓

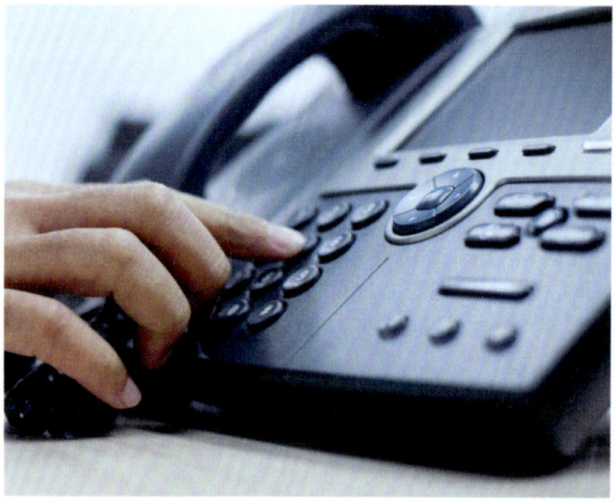

Festnetz statt Handy verwenden

Anrufe können vom Handy auch auf das Festnetz umgeleitet werden. Die Umleitungen auf eine oder mehrere Nummern lassen sich einprogrammieren und damit sehr einfach aktivieren bzw. deaktivieren.

Nie mit dem Handy telefonieren, wenn es aufgeladen wird

Das Ladekabel wirkt als zusätzliche Antenne. Außerdem werden niederfrequente Strahlen direkt zum Kopf bzw. Körper geleitet (➔ Seite 51).

Achtsam mit DECT-Schnurlostelefonen umgehen

Die meisten Modelle senden im Dauermodus gepulste Strahlung! Kaufen Sie nur ECO- oder DECT-zero-Modelle – diese schalten entweder ganz ab oder senken die Strahlung zwischen den Telefonaten.

Wenn Basisstationen eine zusätzliche Bluetooth-/WLAN-Funkschnittstelle haben, schalten Sie auch diese aus! Mit einem Telefonverteiler können Sie ein schnurgebundenes und ein schnurloses Telefon parallel auf derselben Nummer installieren. Legen Sie das Telefon in die Basisstation, sollten Sie es nicht benötigen – so vermeiden Sie unnötige „Suchstrahlung“, wenn sich der Hörer mit dem Sender verbindet.

Einen Kabelanschluss für Handys besorgen

Mit einem Ethernet-Adapter (Ethernet = Internet per Kabel) können Sie Ihr Mobiltelefon via LAN nutzen. Softwaretechnisch ist das ab iOS 4.3 bzw. Android 4.0 möglich.

Auf Abstand gehen

Halten Sie das Handy vor allem während des Gesprächsaufbaus, aber auch danach, vom Körper fern. Die Verwendung eines herkömmlichen Headsets erhöht die Strahlung im Kopfbereich wegen der Antennenfunktion um das Dreifache.[25]

Airtube-Headsets

Herkömmliche Kopfhörer wirken als Antenne, durch ein Airtube-Headset gelangt kaum Strahlung zu den Ohren.

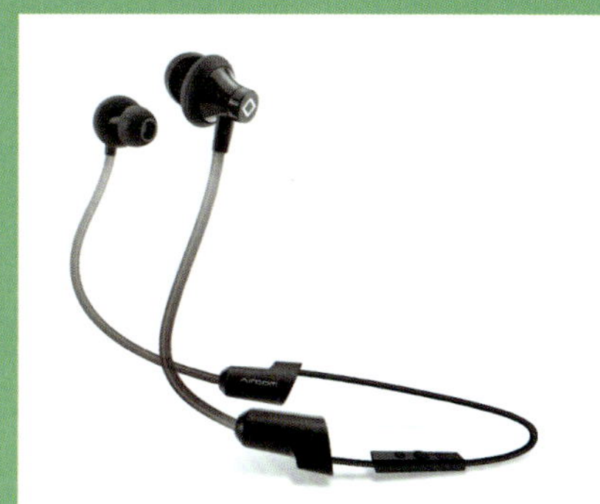

Nutzen Sie die eingebaute Freisprecheinrichtung oder ein kabelgebundenes Headset mit Airtube (Luftleitertechnik) oder mit Ferritfilter. Beim Airtube wird die Weiterleitung der Strahlung durch einen Luftschlauch unterbrochen. Die Luft leitet zwar den Schall, aber nicht die Strahlung. Ferritfilter oder -kabel absorbieren einen Teil der Strahlung – kabelgebundene Kopfhörer können auch mit einem Ferritkern nachgerüstet werden.

Tragen Sie bei Verwendung eines Headsets oder einer integrierten Freisprecheinrichtung Ihr Mobiltelefon nicht unmittelbar am Körper. Besondere Vorsicht gilt hier für Schwangere! Bei Männern sind Handys in der Hosentasche ein Risiko für die Fruchtbarkeit. Achten Sie bei elektronischen Implantaten (Herzschrittmacher, Insulinpumpen etc.) generell auf den richtigen Abstand. Wenn nicht anders möglich: Handy in die äußere Sakkotasche, in den Rucksack oder in die Handtasche![26]

Smartphone-Tasche

Eine Smartphonetasche aus abschirmendem Stoff schützt vor Funkstrahlen.

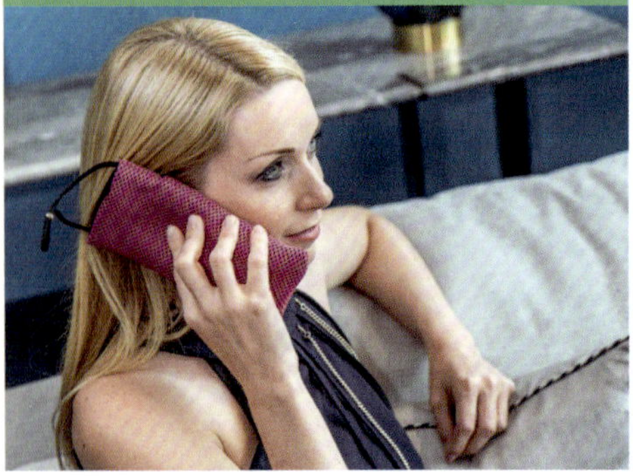

Kinder nie mit dem Smartphone telefonieren oder spielen lassen

Kinder reagieren wesentlich empfindlicher auf Handystrahlung – durch ihre zarten Knochen unterliegen sie einer höheren Belastung mit deutlicher Gesundheitsgefährdung! (➔ Seite 24).

Handytasche mit Strahlenschutzfunktion verwenden

Es gibt Handytaschen, die auf der Innenseite mit einem hochdichten Silberstoff gefüttert sind. Dadurch können 95 Prozent der elektromagnetischen Wellen abgeschirmt werden. Die Tasche verhindert, dass der Körper beim Tragen des Mobiltelefons Strahlen abbekommt und schafft auch beim Telefonieren eine Barriere zwischen Kopf und Handy.

Nicht in geschlossenen Fahrzeugen (Auto, Bus, Bahn) telefonieren

Ohne Außenantenne ist die Strahlung im Fahrzeug höher (faradayscher Käfig). Außerdem wird wegen des schlechten Empfangs die gepulste Strahlung des Handys auf der Suche nach einem Sender erhöht. Ähnlich verhält es sich in Wohnräumen (und vor allem in Kellern) sowie in Gebieten mit schlechtem Empfang, z. B. beim Wandern in Alpentälern.

Mobile Dienste und WLAN abschalten

Das Deaktivieren von „Mobile Dienste“/„Datennetzmodus“ macht aus Ihrem Smartphone wieder ein Handy. Sie sind weiterhin telefonisch erreichbar, haben aber keinen Internetzugang und vermeiden so unnötige Strahlung.

Genießen Sie die ablenkungsfreie Zeit ohne E-Mails und soziale Medien beim konzentrierten Arbeiten oder in ungestörten Erholungspausen!

Entrümpeln Sie Ihre Apps!

In Deutschland hat ein Nutzer durchschnittlich 90 Apps installiert, wovon jedoch nur etwa 30 tatsächlich verwendet werden.[27] Viele dieser Apps agieren im Hintergrund und produzieren laufend Datenströme – Ihr Smartphone ist permanent online, auch wenn Sie gerade nichts damit machen.

Gönnen Sie sich handyfreie Zeiten

Sie müssen nicht immer und überall erreichbar sein! Schalten Sie den Flugmodus ein oder Ihr Gerät ganz ab – damit fahren Sie auch Ihren Stresspegel hinunter.

Sorgen Sie für eine erholsame Nachtruhe

Handy aus oder in den Flugmodus, WLAN aus, Schnurlostelefon in die Basisstation – das sind die besten Strategien für die Nachtstunden!

Für das Handy gilt:

Je weniger, desto besser! Geringer SAR-Wert, schirmende Handytaschen oder Airtube-Headsets schützen beim Tragen bzw. Telefonieren vor Elektrosmog. WLAN-Verbindungen und mobile Dienste möglichst vermeiden!

Abschirmung von Funkstrahlung

Die beste Strategie gegen elektromagnetische Strahlen, die von außen kommen, ist ein faradayscher Käfig. An jedem Metallkäfig fließt der Strom außen entlang, ohne ins Innere eindringen zu können. Deshalb ist man in einem Auto oder Zug vor Blitzen sicher. In Wohnräumen können leitende Wandfarben und mit Metallen durchwirkte Gewebe gemeinsam eine schützende Hülle bilden.

Abschirmfarbe

Abschirmfarbe hat zwei Funktionen: Zum einen schützt sie vor den niederfrequenten Feldern von Stromleitungen, zum anderen erzeugt sie bei richtiger, flächendeckender Aufbringung ohne Lücken einen faradayschen Käfig und leitet so auch hochfrequente Strahlung ab.

Für einen faradayschen Käfig benötigen Sie:

- Abschirmfarbe und Erdung
- Abschirmstoffe: Gardinen, Vorhänge, Wand- und Deckenverkleidungen mit Strahlenschutzgewebe auf der Rückseite, Teppiche oder
- Abschirmgewebe für den Außenbereich, d. h. für Keller, Dach, Außenwände (➔ alles ab Seite 59)

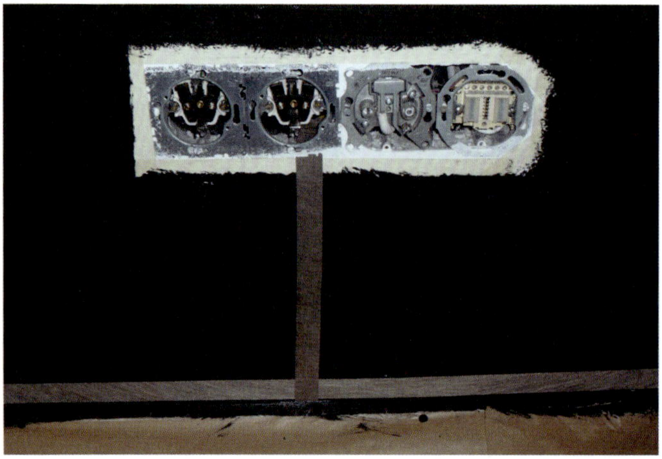

←
Die Abschirmfarbe muss geerdet werden! Nach dem ersten Anstrich wird das Erdungsband verlegt und mit der Steckdose verbunden.

Abschirmfarbe und Erdung

Wir empfehlen die Abschirmfarbe T98 der Geovital-Akademie. Diese Farbe erzielt laut unseren Tests die besten Ergebnisse bei unterschiedlichen Frequenzen (GSM, UMTS, LTE, 5G) und hat die beste biologische Verträglichkeit. Testergebnisse zu allen 2017 im Handel erhältlichen Abschirmfarben finden Sie auch unter abschirmfaben.de. Beachten Sie, dass die Farbe im Bereich von Steckdosen, Schaltern und dergleichen mindestens einen Zentimeter Abstand zu den Metallteilen aufweisen muss.
Da sie auch niederfrequente Spannungsfelder von Stromkabeln abschirmt, muss die Farbe geerdet werden. Das selbstklebende Erdungsband wird im Idealfall nach dem Streichen der ersten Farbschicht aufgeklebt, sobald die Farbe getrocknet ist. Beim zweiten Anstrich wird das Erdungsband mit der Abschirmfarbe überstrichen. Ist alles trocken, erfolgt die fachgerechte Erdung durch einen Elektriker über eine Steckdose oder einen Heizkörper. Wird nur eine Schicht Farbe aufgetragen, muss das Erdungsband ebenfalls überstrichen werden, um einen vollständigen Kontakt zu den gemalten Wandflächen sicherzustellen.
Neueste Messungen ergaben beim dritten Farbanstrich z. B. bei 5G (3,4–3,8 GHz) eine Schirmdämpfung in Höhe von 60 dB. Das heißt, nur noch 0,0003 Prozent der Leistung kommen durch den Schirm, 99,9997 Prozent werden durch Reflexion „beseitigt".

Abschirmstoffe

Hochfrequente Strahlung gelangt auch durch Fenster und Türen in die Räume, daher ist hier ebenfalls eine Abschirmung nötig.

Vorhänge und Gardinen

Es gibt unterschiedliche Stoffe, in denen verschiedene Metalle (Edelstahl, Silber, Nickel, Kupfer) verarbeitet sind und die deshalb Strahlen ableiten (wegspiegeln, dämpfen oder absorbieren). Auch modernes metallbeschichtetes Fensterglas dämpft (reduziert) einen Teil der Strahlung. Die Schwachstellen liegen häufig im Bereich der Fensterrahmen. Daher ist eine zusätzliche Abschirmung durch Gardinen und Vorhänge sinnvoll.

Bett- und Deckenrückwände

Wenn z. B. aus Gründen des Denkmalschutzes keine Abschirmfarben aufgetragen werden dürfen oder kein Teppichboden verlegt werden kann, ist es möglich, das Bett zu einem faradayschen Käfig zu machen. Dafür werden spezielle Bettrück-

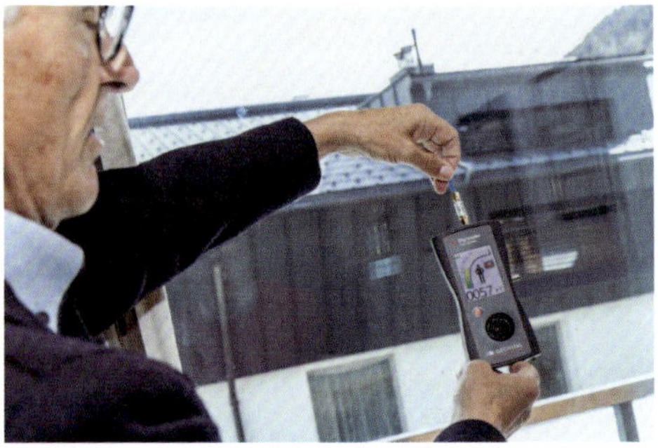

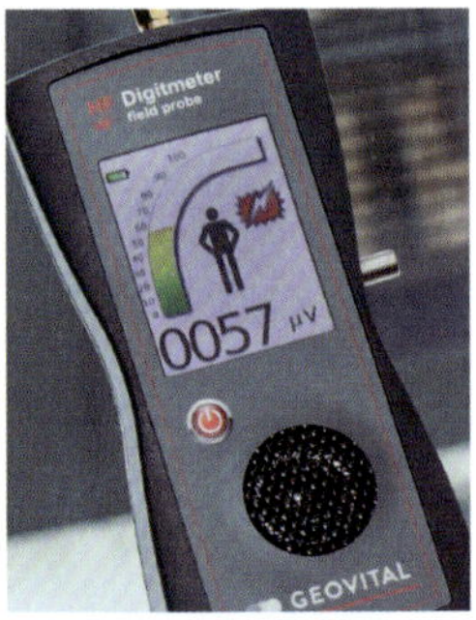

→ Die Messung der Hochfrequenz bei geschlossenem Fenster ergibt einen Wert von 57 V/m.

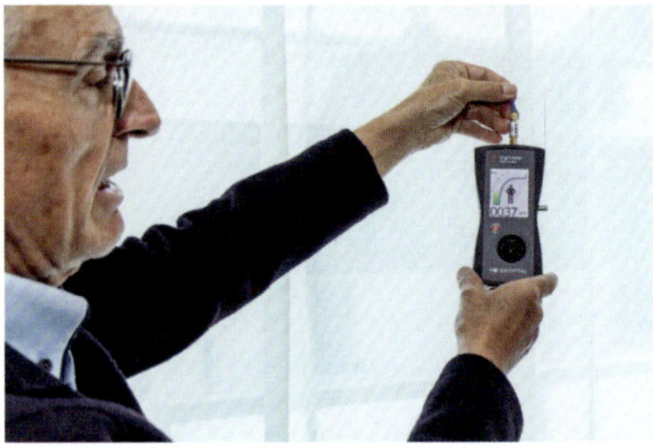

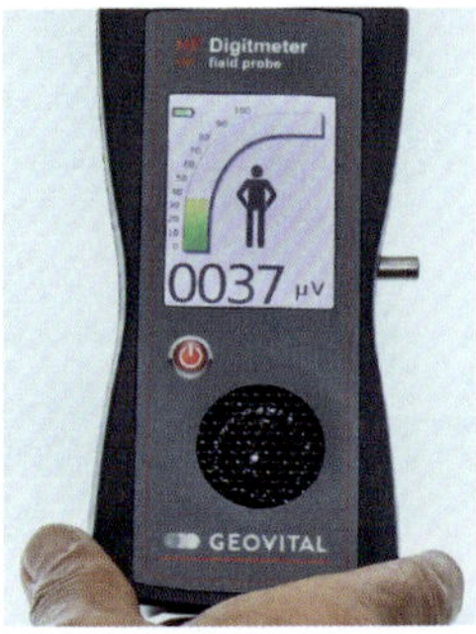

→ Bei zugezogener Strahlenschutz-Gardine mit eingewobenen Silberfäden sind es nur noch 37 V/m.

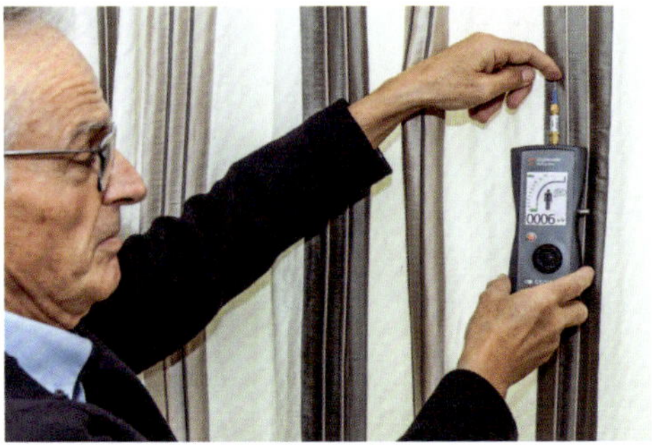

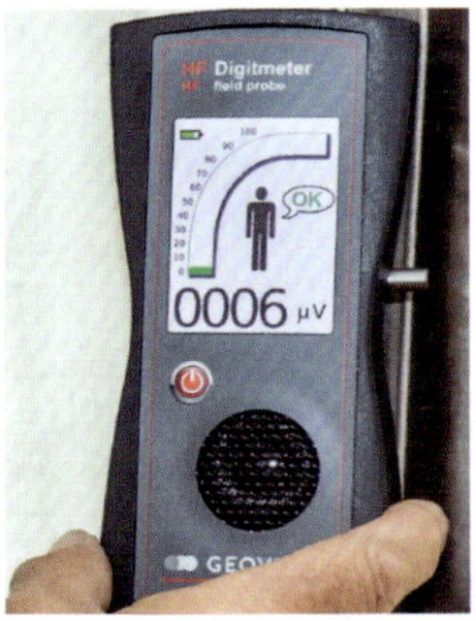

→ Mit Strahlenschutz-Gardine und -Vorhang (doppelt gefaltet) sind es 6 V/m.

wand- und Deckenplattensysteme im Bettbereich montiert. Mit diesen Maßnahmen wurden Dämpfungen der Strahlung (inklusive 5G) bis –80 dBm gemessen.

Teppiche

Es wurde ein mehrlagiger Strahlenschutzteppich entwickelt und patentiert, dessen hochwirksames Abschirmgewebe zwischen dem textilen Floor aus zum Teil natürlichen nachwachsenden Rohstoffen (z. B. Maisfasern) sowie Polyamid und einer rutschfesten Unterseite liegt. Außerdem erfolgt durch eine leichte statische Aufladung ein Festhalten von feinstem Hausstaub im Teppich, wodurch Allergene und eventuell vorhandenes, an Staubpartikel gebundenes Radon aus der Atemluft entfernt werden.

Der Teppich kann lose als Teppichbrücke aufgelegt oder auch mit geeignetem Kleber bzw. mittels Klebefolien fixiert werden. Bei einer flächendeckenden Verlegung sind Abschirmungswerte von bis zu –67 dBm möglich – getestet wurde für alle Strahlungsarten inklusive 5G. Strahlenschutzteppiche sind dann sinnvoll, wenn z. B. in den darunterliegenden Gebäudeteilen viel telefoniert wird oder wenn sich dort WLAN-Sender bzw. Serverstationen für Computer befinden.

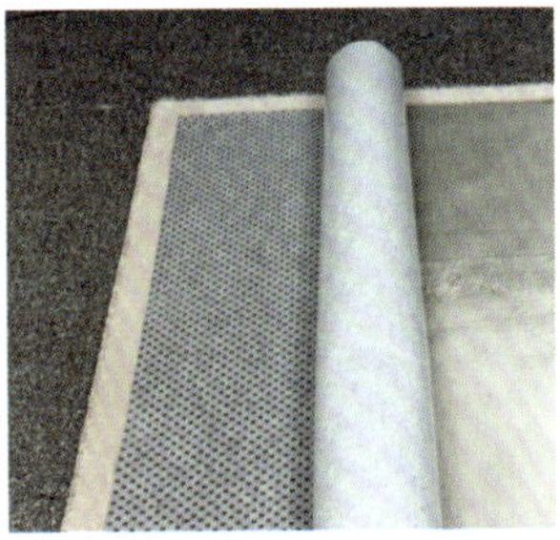

↑ Unterseite einer Strahlenschutz-Teppichbrücke mit Randeinfassung

Abschirmgewebe für den Außenbereich

Wer ein neues Haus baut oder ein altes Haus saniert, kann Abschirmgewebe für den Außenbereich einsetzen. Wird ein solches Gewebe über der Dachkonstruktion angebracht, ist die Abschirmung des gesamten Hauses zu erreichen (➔ Seite 76). Aber auch hinter einer Holzwand oder unter einem Teppich bzw. Holzboden ist die Anbringung eines solchen Baustoffes empfehlenswert. Abschirmgewebe kann genauso wie Abschirmfarbe geerdet werden und schützt damit gleichzeitig vor niederfrequenten Stromfeldern.

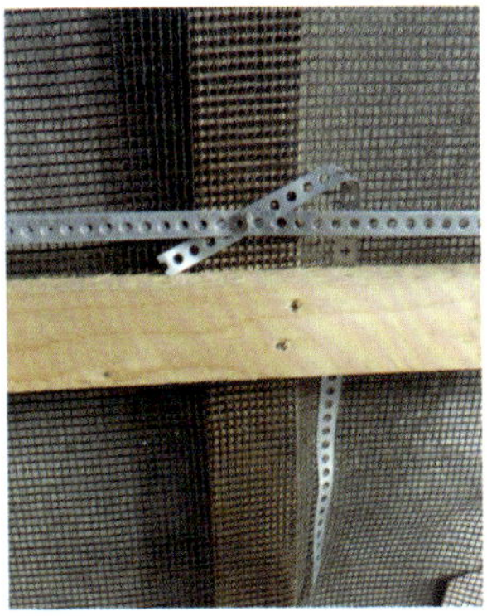

↑ Erdung des Strahlenschutzgewebes vor Aufbringung des Außenputzes

STRATEGIEN GEGEN STRAHLUNG AUS STROMLEITUNGEN

Ein Leben ohne Strom ist heute undenkbar. Doch Stromkabel produzieren elektromagnetische Felder – auch wenn sie in den Wänden verlegt sind. Besonders stark ist die Abstrahlung bei Holzkonstruktionen oder freiliegenden Kabeln. Vor allem im Schlafzimmer beeinträchtigt Elektrosmog unsere Regeneration – wie sollen wir uns erholen, wenn wir auch im Schlaf „unter Strom stehen"?

Geschirmtes Kabel zur Vermeidung elektromagnetischer Felder
↓

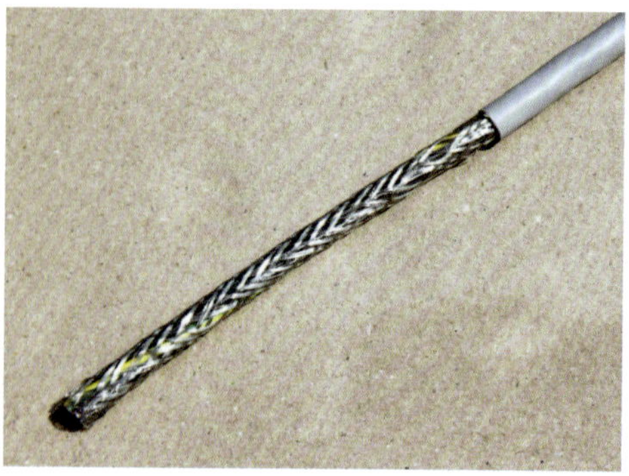

Abschirmung von Stromleitungen

Vor elektromagnetischen Feldern durch Leitungen in der Wand kann **Abschirmfarbe** schützen (➔ Seite 46, 47).

Freiliegende Kabel produzieren ein elektromagnetisches Feld, das über zwei Meter weit strahlt. Im Schlaf-, Erholungs- und Arbeitsbereich sollten daher nur **geschirmte Kabel** (vor allem auch für Lampen!) verwendet werden.

Netzfreischalter verhindern Elektrosmog durch Stromleitungen.
↓

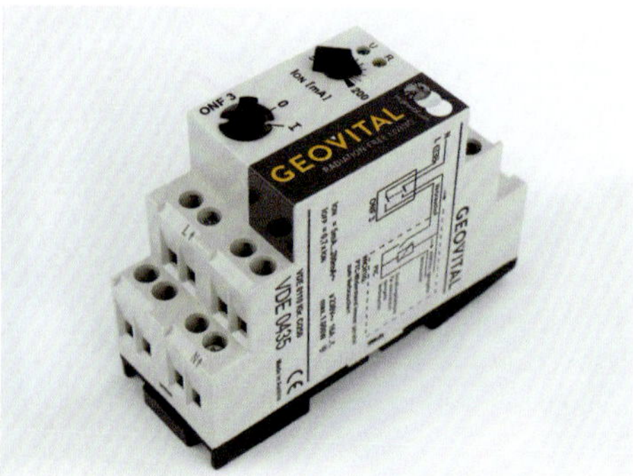

Freischaltung von Stromleitungen

Eine andere Möglichkeit, die Bildung elektromagnetischer Felder zu vermeiden, ist der Einbau von **Netzfreischaltern.** Sie sorgen dafür, dass der Stromkreis unterbrochen wird, sobald kein Gerät mehr in Verwendung ist. Erst wenn Sie dann z. B. die Nachttischlampe einschalten, fließt wieder Strom. Im netzfreien Zustand liegt zur Überwachung eine geringe Gleichspannung in der abgeschalteten Leitung. Die Elektronik des Netzfreischalters benötigt für den Betrieb eine Leistung von ca. 9 Watt – und das ist wohl eine gute Investition in eine gesunde und erholsame Nachtruhe! Im Durchschnitt sind zwei bis vier Sicherungen für die Strombelastung in einem Schlafzimmer verantwortlich. Wichtig ist, dass alle Leitungen, die in das Schlafzimmer abstrahlen, freigeschaltet werden – also auch jene, die an den Rückseiten der Wände liegen. Um eine strahlungsfreie Nachtruhe zu gewährleisten, sollten die Zimmerwände, die Decke und der Boden auf Spannungsladungen geprüft und dann die entsprechenden Sicherungen mit einem Netzfreischalter versehen werden.

LEDs und Energiesparlampen

Energiesparlampen oder LED-Lampen haben einen so geringen Stromverbrauch, dass der Netzfreischalter beim Einschalten nicht reagiert. Abhilfe schafft der Einbau eines Grundlastwiderstands parallel zum Verbraucher zwischen Schalter und Lampe. Er benötigt beim Einschalten kurz etwas mehr Strom und sorgt dafür, dass der Netzfreischalter anspringt. Achtung: Diese elektrische Installation darf nur durch eine Elektrofachkraft durchgeführt werden!

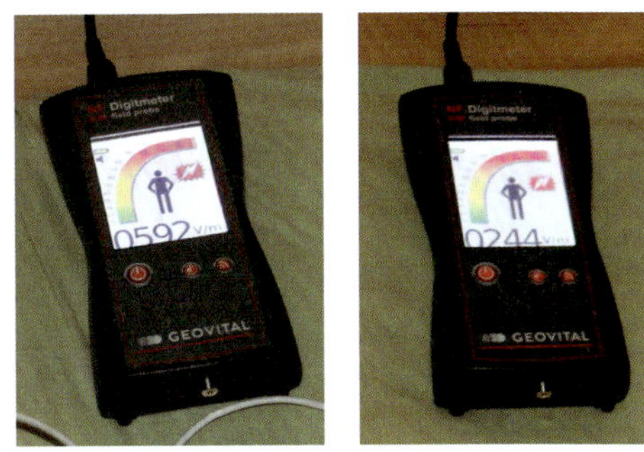

↑

Links: Hier wird ein Smartphone im Bett geladen. Durch die Matratze fließt eine Spannung von 592 V/m in die Holzwand dahinter. Rechts: Das Ladekabel liegt auf dem Bett und ist nicht mit dem Smartphone verbunden. Es erzeugt an der Wand dahinter eine Spannung von 244 V/m.

Smartphones nicht im Bett oder auf dem Sofa laden!

Beim Laden eines elektronischen Geräts entsteht ein starkes elektromagnetisches Feld. Laden Sie Ihre Geräte daher nicht in Körpernähe.

Ladekabel abstecken!

Ladekabel von Handys o. Ä. bei Nichtverwendung aus der Steckdose nehmen! Ein Kabel, das z. B. auf dem Bett oder Sofa liegt, erzeugt ein elektrisches Feld, das durch die Matratze in den Körper fließen kann (Bild rechts oben).

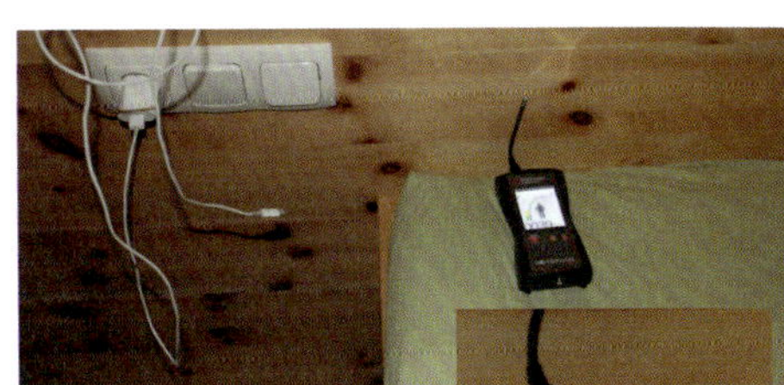

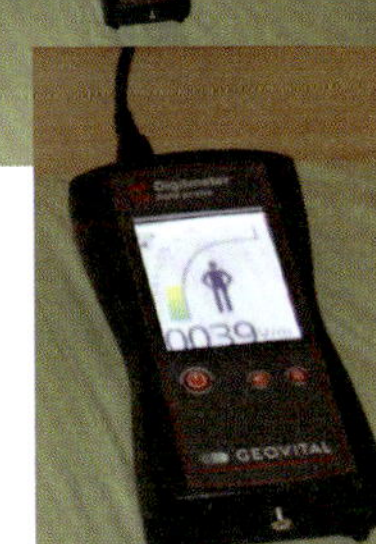

↑

Wird das Ladekabel vom Bett entfernt, ist an der Wand nur mehr eine Spannung von 39 V/m messbar.

Radon-konzentration

Die WHO empfiehlt eine maximale Radonkonzentration von 100 Bq/m³ (zu dieser Maßeinheit ➔ Seite 88), die für Deutschland geltende EU-Richtlinie setzt eine maximale Konzentration für Wohn- und Arbeitsräume von 300 Bq/m³ fest. In ungelüfteten Räumen (z. B. während des Urlaubs) können sich hohe Radon-Konzentrationen bilden.

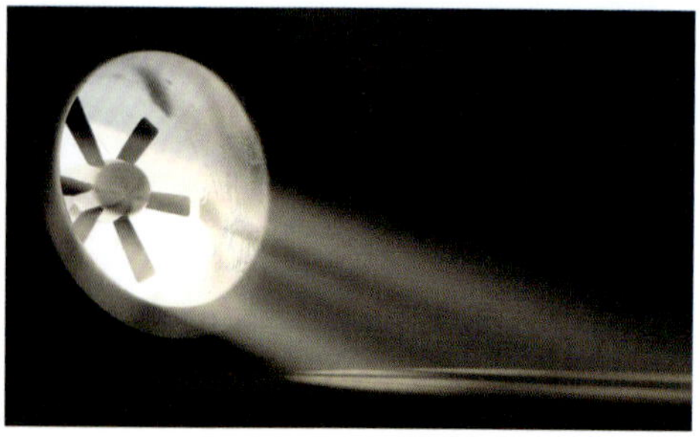

↑
Gute Belüftung verhindert, dass sich Radon in Kellerräumen sammelt.

STRATEGIEN GEGEN RADON

Einbau von Hohlraumelementen

In der untersten Bodenplatte können Hohlraumelemente, die über Rohre mit der Außenwelt verbunden sind, eingebaut werden.

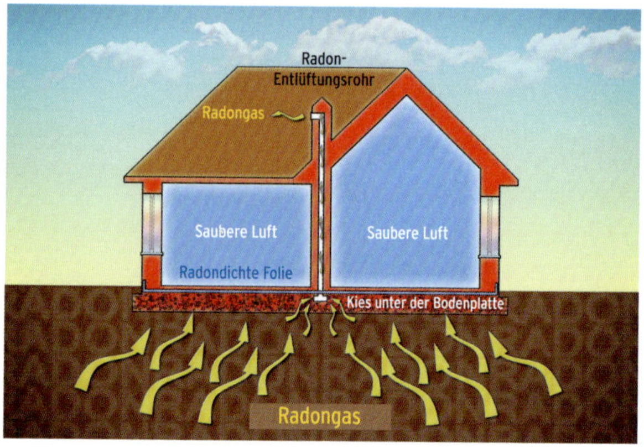

↑
Ein abgedichteter Boden und Entlüftungsrohre sorgen dafür, dass Radon nicht in den Wohnbereich kommt.

An- und Absaugen der Luft

Durch Ansaugen der Luft knapp über dem Boden auf der Nord- oder Ostseite und Absaugen unter dem Plafond auf der gegenüberliegenden Seite oder über einen nicht mehr benötigten Kamin werden Feuchtigkeit sowie Radon oder Grubengase gefahrlos ins Freie geleitet.

Verlegen von Alu-Verbund-Folien

Unter dem Estrich bzw. unter dem Parkett- oder Teppichboden der Wohnräume können dicht verschweißte Alu-Verbund-Folien verlegt werden.

Dadurch wird das Radon bis in die Außenwände geleitet, wo es zum Teil in die Atmosphäre aufsteigt, zum Teil aber wieder in den Wohnraum eindringt (eine etwaige Thermoisolierung von Gebäuden verhindert, dass Radon durch die Wände nach außen diffundiert).

Mechanische Belüftung

Regelmäßig Fenster öffnen sowie für Durchzug in den Kellerräumen sorgen!

Kellerfenster mit Klappe

Kellerfenster mit Klappe im Rahmen bewirken bei Windstille eine kontinuierliche Lüftung. Bei stärkeren Windbewegungen schließt sich diese Klappe und das Fenster ist dicht.

Spezielle Teppichböden

Spezielle Teppichböden in den Wohnräumen ziehen Staubpartikel an – und auch das daran gebundene Radon sowie seine Zerfallsprodukte (z. B. Polonium). Die schädlichen Stoffe können nicht eingeatmet werden (Lungenkrebsrisiko!). Staubsauger mit gutem Filtersystem verwenden!

Radon

Radon ist ein giftiges, geruchloses Gas. Durch Lüften, den Einsatz von Ventilatoren oder Absaugvorrichtungen kann es von den Wohnbereichen ferngehalten werden. Am besten sind die Isolierung des Hauses und die Umleitung des aufsteigenden Gases.

STRATEGIEN GEGEN ERDSTRAHLEN

Wenn im Bettbereich Magnetfelder oder Wasseradern verlaufen, genügt es manchmal schon, die Möbel umzustellen oder Zimmer zu tauschen.

Ist dies nicht möglich, können Strahlenschutzmatten helfen. Sie werden unter die Matratze gelegt, um den optimalen Abstand zum Körper (mindestens 25 Zentimeter) zu bieten. Die in den Matten verarbeiteten dipolaren Schwingungskreise leiten die geologische Strahlung um das Bett und führen sie in einer Höhe von 2,20 bis 2,40 Metern wieder zusammen. Eine weitere Möglichkeit ist die SH-ZES-Matte. Durch die Antennenfunktion werden ultraschwache Energie-Schwingungen eingesammelt und in Wärme umgewandelt. So wird ein strahlenreduzierter Bereich geschaffen, in dem sich der Mensch bei 400 Reizeinheiten (zu dieser Maßeinheit ➔ Seite 105) wohlfühlt.

Bei Renovierung oder Neubau können spezielle Baumatten auch direkt in den Estrich verlegt werden.

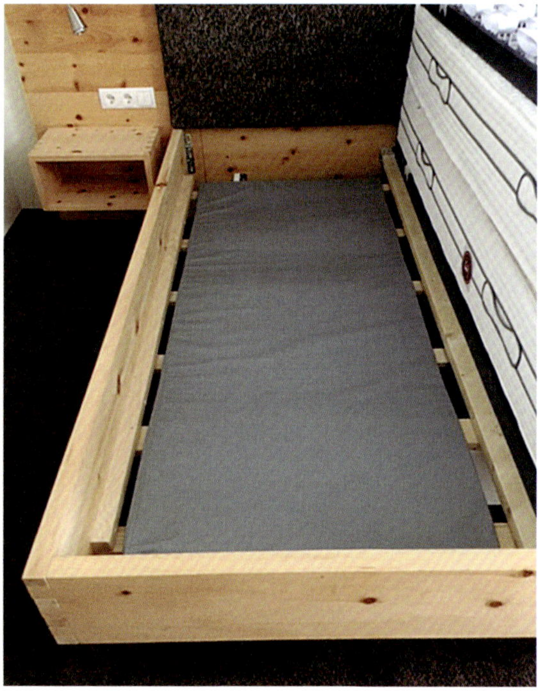

→ Die Strahlenschutzmatte wird unter die Matratze gelegt.

Entstörung durch Strahlenschutzmatten

Nach Vermessung einer Wohnung wurden die Störbereiche in den Grundrissplan eingetragen. So war ersichtlich, wie viele Matten man benötigte und wo diese positioniert werden sollten. In Folge kam es zu einer großflächigen Abschirmung von Erdstrahlen im Umkreis von ca. zwölf Metern.

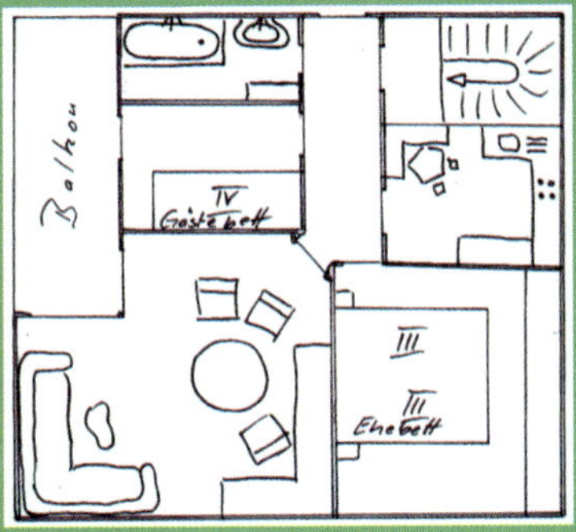

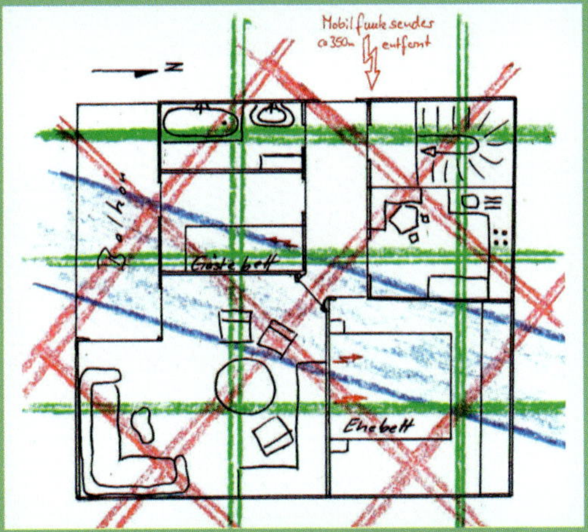

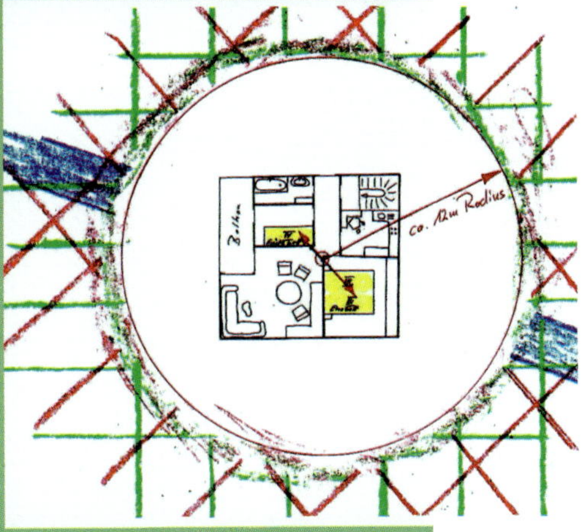

SH-ZES-Chip

Die positiven Wirkungen der SH-ZES-Chips:

- Regeneriert bei Zivilisationskrankheiten
- Fördert gesunden Schlaf (Ein- und Durchschlafen, erfrischtes Aufstehen)
- Stärkt das Immunsystem
- Hilft bei seelischer Angespanntheit, Reizbarkeit
- Verbessert Menstruationsbeschwerden
- Unterstützt medizinische und therapeutische Prozesse
- Verbessert Leistung, Ausdauer, Konzentration, Regeneration beim Sport

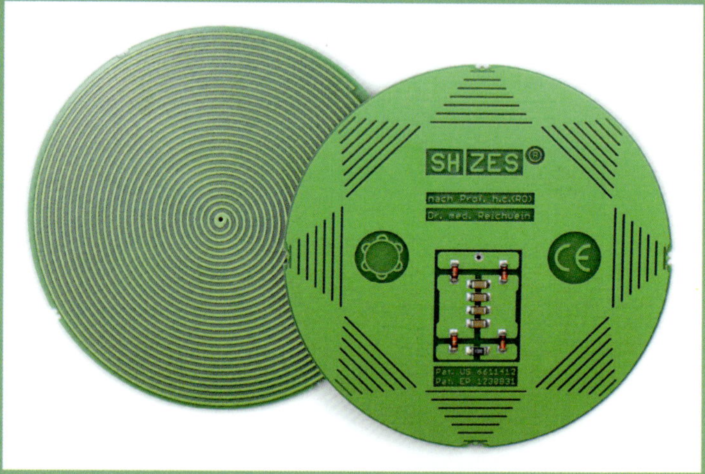

UNTERWEGS GUT GESCHÜTZT

Auch wenn Sie Ihr Zuhause strahlungsarm gestalten, sobald Sie unterwegs sind, sind Sie elektromagnetischen Strahlen ausgesetzt – auf der Straße, im Auto, in öffentlichen Verkehrsmitteln, im Büro ...

Die österreichische Firma SH-research & development (SH-ZES) vertreibt einen patentierten Chip, der die schädliche Strahlung ultraschwacher Magnetfelder nachweislich in Wärme umwandelt. Diese Anteile des Elektrosmogs haben ähnliche Frequenzen wie körpereigene Signale zur Informationsübertragung. Sie können daher biologische Abläufe schwächen oder schädigen. Durch den Chip werden diese Frequenzen neutralisiert, was die Überlagerung durch Fremdinformationen verhindert – die Zellen können störungsfrei kommunizieren und sich regenerieren.

Kleine SH-ZES-Chips können als Armbänder oder auch als Schmuckanhänger am Körper getragen werden. Der SH-Living-Device-Chip sorgt in einem Stoffbeutel in der Handtasche/im Aktenkoffer unterwegs und im Büro für guten Schutz.

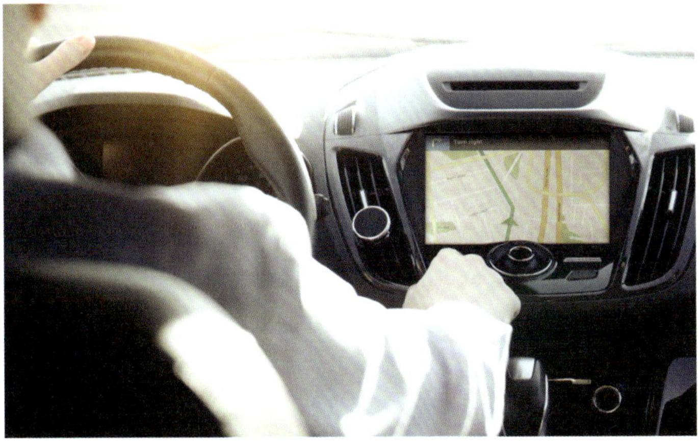

← Sobald man unterwegs ist, ist man elektromagnetischer Strahlung ausgesetzt (➔ Seite 74).

Gesund leben und arbeiten

Auf den nächsten Seiten finden Sie Tipps und Tricks, wie Sie Ihre alltägliche Belastung durch unterschiedliche Strahlen senken können. Sie werden sehen: Viele Maßnahmen können Sie selbst durchführen.

JEDERZEIT UND ÜBERALL GUT GESCHÜTZT GEGEN STRAHLUNG

Im vorangegangenen Kapitel haben Sie Strategien kennengelernt, mit denen Profis aus der Geo- oder Baubiologie Ihr Heim vor schädlicher Strahlung schützen können. Sehr viel liegt aber auch in Ihrer eigenen Möglichkeit und Verantwortung, z. B. der Umgang mit elektronischen Geräten.

Auf den nächsten Seiten finden Sie gezielte Strategien für die unterschiedlichen Räume Ihrer Lebens- bzw. Ihrer Arbeitswelt und für unterwegs.

Manchmal genügen schon kleine Veränderungen, um eine spürbare Entlastung wahrzunehmen, z. B. der Verzicht auf WLAN oder mobile Dienste beim Smartphone.

Machen Sie mit uns einen Rundgang durch ihre Lebensräume und planen Sie Ihr strahlungsarmes Leben!

Ohne Blaulicht in den Schlaf

In den beiden letzten Stunden vor dem Schlafengehen sollten Sie nicht mehr auf Bildschirme schauen (Computer, TV, Smartphone etc.). Der hohe Blaulichtanteil verhindert nämlich die Bildung des „Schlafhormons" Melatonin. Wenn's aber ganz und gar nicht ohne Flimmerkiste oder Handydisplay geht: Verwenden Sie eine Brille mit Blaulichtfilter!

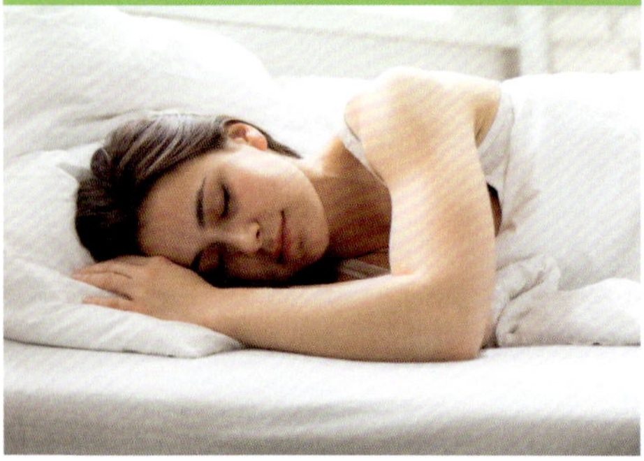

Schlafzimmer

Erholsame Nachtruhe gibt Kraft für den Tag

Schlafen Sie gut und wachen Sie erholt auf? Oder fühlen Sie sich am Morgen zerschlagen, verspannt und erschöpft? Im Schlaf regenerieren sich Körper und Geist – das Tagesgeschehen wird verarbeitet, Informationen werden sortiert und im Gedächtnis abgelegt. Das Immunsystem läuft auf Hochtouren, Reparaturprozesse sind im Gange.

Elektrosmog sorgt dafür, dass Sie auch in der Nacht „unter Strom" stehen. Zusätzlich können Erdstrahlen Ihre Gesundheit nachhaltig gefährden. Bei Verdacht auf Elektrosmog oder Erdstrahlung sollten die Schlaf- und Wohnräume von einem Geobiologen vermessen werden.

Funkstrahlen und elektrische Felder können durch einen faradayschen Käfig abgeschirmt werden (➔ Seite 46). Wenn es nicht möglich ist, den Raum mit Strahlenschutzfarbe zu streichen, kann auch nur das Bett abgeschirmt werden (➔ Seite 127).

Gegen elektromagnetische Felder aus Stromleitungen wirkt ein Netzfreischalter (➔ Seite 50).

Gegen Erdstrahlen hilft manchmal schon ein Umstellen der Möbel oder ein Zimmertausch. Wenn dies nicht möglich ist, können Matten unter den Betten die Erdstrahlen umlenken oder in eine andere ungefährlichere Energie (Wärme) umwandeln (➔ Seite 54).

Checkliste: Gesunder Schlaf

Gesundheitsgefährdung durch	Mögliche Strategien
Sendemasten, WLAN etc.	Abschirmung (➔ ab Seite 46)
Elektrische Leitungen neben/unter dem Bett	Geschirmte Kabel, Netzfreischalter, Abschirmung, geschirmter Teppich
Heizungsinstallationen im Raum unter dem Schlafzimmer	Darauf achten, dass alle Rohre und Leitungen geerdet sind!
Wasserbett	Ersetzen durch Holzbett mit geringen Metallanteilen und Kaltschaummatratze.
Metallrahmen	Ersetzen durch Holzbett mit Kaltschaummatratze.
Federkernmatratze	Ersetzen durch Kaltschaummatratze.
Heizdecken, -kissen	Nur zum Vorwärmen verwenden, dann aus dem Bett nehmen. Besser: Durch Wärmeflasche ersetzen.
Radiowecker, Funkwecker, Funkuhr	Ersetzen durch herkömmlichen Wecker mit Batterie.
Babyphon	Gerät mit geringer Strahlung (Blauer-Engel-Gütesiegel), Batteriebetrieb statt Kabel
E-Book-Reader	Bücher statt E-Books, Brille mit Blaulichtfilter
Fernseher, Computer	Am besten entfernen! Sonst: Gerät abschalten (kein Stand-by), Netzfreischalter. Nicht bei laufendem Fernseher einschlafen!
Smartphone	Ausschalten oder auf Flugmodus einstellen. Bei dringend notwendiger Erreichbarkeit die mobilen Dienste abschalten.
Schnurlostelefon	Hörer nicht auf den Nachttisch legen, sondern in die Basisstation, WLAN ausschalten.
Erdstrahlen/Wasseradern im Schlafbereich	Möbel umstellen, Zimmer tauschen oder Abschirmung (➔ Seite 54)

Neugierige Mitbewohner: Alexa, Siri & Co

Sprachgesteuerte Assistenten sitzen nun in Form von smarten Lautsprechern in unseren Wohnzimmern. Aufmerksam belauschen sie jedes Gespräch, um nur ja keine an sie gerichtete Frage oder Aufforderung zu verpassen. Diese Gespräche werden gespeichert, um unsere persönlichen Gewohnheiten und Vorlieben für Werbezwecke zu nutzen und unser Kaufverhalten zu steuern. Smarte Hacker können sich über diese Geräte in unser Leben einschleichen und die Dinge für ihre Zwecke gestalten, indem sie z. B. die Alarmanlage ausschalten. Und außerdem sind Alexa, Siri und ihre Freunde „strahlende" Bekanntschaften, die uns permanent mit Funkwellen umspülen.

Wohnraum

Gemütliche Stunden ohne Stress

Ist das Smart Home wirklich smart?

Kaum ein Gerät wird noch über eine Taste oder eine herkömmliche Fernbedienung gesteuert. Alles hängt am WLAN: Das Smartphone sorgt für Musik, reguliert die Zimmertemperatur, steuert Lichtschalter und Alarmanlage, öffnet die Jalousien und programmiert den Staubsauger.

Im Garten sorgt es dafür, dass der Rasen regelmäßig bewässert und gemäht wird. Die Kaffeemaschine schaltet sich vor dem von uns programmierten Wecksignal ein und der Kühlschrank weiß, wann er Milch nachbestellen muss.

Das Internet der Dinge macht einiges leichter, gleichzeitig werden wir überwachbar und steuerbar, etwa wenn sich z. B. ein Onlineshop mit unserem Kühlschrank vernetzt und Bestellungen vorschlägt. Und außerdem erhöhen all diese Geräte durch ihre Kommunikationsbereitschaft den hochfrequenten Elektrosmog in unserem Leben. Verzichten Sie darauf und genießen Sie die „Funkstille"!

Smart Meter – der Stromzähler mit Funkausstattung

Smart Meter sind digitale Stromzähler mit funkgesteuerter Datenübertragung. Geplant ist eine Versorgung von 80 Prozent aller deutschen Haushalte mit Smart Metern bis 2020, 95 Prozent aller Haushalte sollen in Österreich bis 2022 damit ausgestattet werden. Smart Meter erfassen, wann Sie wie viel Strom verbrauchen und übertragen entsprechende Informationen alle 15 Minuten an den jeweiligen Anbieter. Aus diesen Daten lässt sich ableiten, ob Sie Gäste haben, wann Sie duschen, ob Sie selber kochen oder Gerichte in die Mikrowelle schieben etc. – Ihr Leben wird quasi transparent. Durch ein sogenanntes Opt-out können Sie bestimmen, dass Ihre Daten nur einmal pro Jahr übertragen werden – Sie reduzieren damit die Funkstrahlung und schützen außerdem Ihre persönlichen Daten!

Strahlungsarm telefonieren!

Nicht nur Ihr Smartphone produziert Elektrosmog (➔ Seite 22), auch die meisten Schnurlostelefone senden im Dauermodus gepulste Strahlung. Kaufen Sie nur ECO- oder DECT-zero-Modelle – diese schalten entweder ganz ab oder senken die Strahlung zwischen den Telefonaten. Wenn Basisstationen eine zusätzliche Bluetooth-/WLAN-Funkschnittstelle haben, schalten Sie diese aus. Mit einem Telefonverteiler können Sie ein schnurgebundenes und ein schnurloses Telefon parallel auf derselben Nummer installieren.

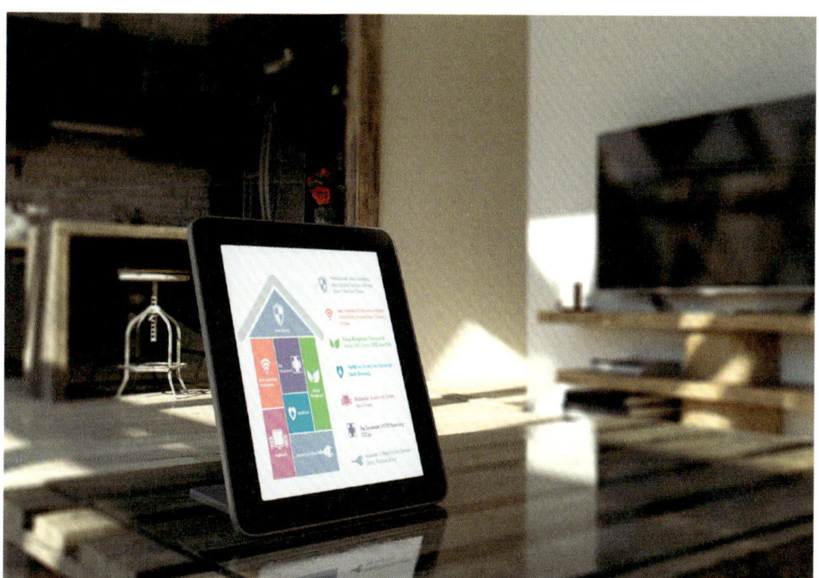

Smart Home? Genießen Sie lieber die Funkstille! ←

Checkliste: Gesundes Wohnen

Gesundheitsgefährdung durch	Mögliche Strategien
WLAN, Bluetooth	Kabelgebundene Lösungen für PC, Drucker, TV, Musik etc. (siehe unten)
TV, Musikanlange etc.	Kabel statt WLAN-Steuerung, Gerät bei Nichtverwendung abschalten, am besten den Stecker ziehen (kein Stand-by)!
Computer	Keine WLAN-Steuerung, sondern geschirmte Kabel
Smartphone	Strategien gegen Handystrahlung beachten (➔ Seite 42). Mobile Datenverbindungen und WLAN abschalten. Sicherheitsabstand besonders bei Babys und Kindern beachten, Kinder nicht mit dem Smartphone spielen oder telefonieren lassen! Handy nicht im Schlaf- und Wohnbereich aufladen (➔ Seite 51).
Smart Speaker (Alexa, Siri & Co)	Verzichten Sie darauf!
DECT-Schnurlostelefon	Hörer bei Nichtbenutzung in die Basisstation, nicht neben den Körper legen. Falls vorhanden, auch WLAN abschalten. Nur kurze Gespräche führen, besser „kabelgebunden" telefonieren.
Erdstrahlen/Wasseradern im Sofabereich oder unter dem Essplatz	Möbel umstellen.

Schöner Wohnen ohne Strahlung: Flächenvorhänge wirken auch an der „Schwachstelle Fensterrahmen". →

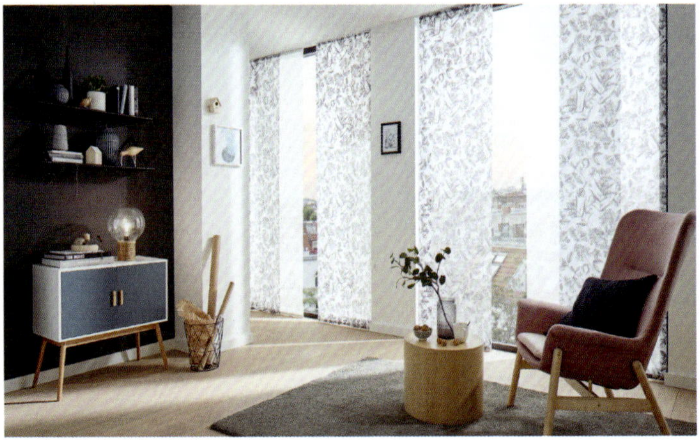

Kinderzimmer

Gesunde Entwicklung ohne Smartphone

Die Ärztekammer Wien empfiehlt, dass Kinder und Jugendliche unter 16 Jahren Handys nur für den Notfall mitführen sollten![28] Die Realität sieht anders aus: Schon Babys werden mit elektronischem Spielzeug bei Laune gehalten – z. B. von Smartphones, die in Kuscheltiere oder Rasseln eingebaut werden. Zur sicheren Überwachung gibt es Babyphone mit Kamerafunktion, die über Funk pausenlos Kontakt zum Smartphone der Eltern halten; smarte Windeln senden ein Signal, wenn sie voll sind, und der smarte Schnuller misst die Körpertemperatur.

Entwicklungsstörungen durch Funkstrahlung

Die Gefährdung durch Funkwellen beginnt im Mutterleib – eine Studie der WHO belegt, dass Kinder, deren Mütter in der Schwangerschaft via Handy telefonierten oder Schnurlostelefone benützten, eine um 54 Prozent höhere Rate an Konzentrationsstörungen, Verhaltensauffälligkeiten und ADHS aufweisen, als Kinder, deren Mütter das nicht taten.

Folgen von Elektrosmog bei Kindern[29]

- Hemmung der Sprachentwicklung
- Konzentrations-, Lern- und Schlafstörungen
- Hyperaktivität und Aggressivität
- Lese- und Rechtsschreibstörungen

Außerdem kommt es durch elektronische Spiele zu

- Bewegungsarmut und Übergewicht
- Haltungsschäden
- Kurzsichtigkeit
- suchtähnlichem Verhalten

Abstand halten!

Bei Verwendung von Smartphone, Tablet oder Schnurlostelefon mindestens zwei Meter Abstand zum Kind halten!

Bettnässen ade!

Die Hälfte der Kinder, die nachts ins Bett machen, haben einen komaähnlichen Schlaf – wodurch sie die Kontrolle über ihren Körper verlieren. Abhilfe kann da die Exurin-Schutzmatte von Geovital schaffen. Sie schützt einerseits vor Erdstrahlung und verhindert andererseits, dass der Schlaf von Bettnässern zu tief wird. Ihre Schwingung lässt die Kinder mehrmals pro Nacht aus dem Tiefschlaf auftauchen, was für einen normalen, erfrischenden Schlaf sorgt – und im Falle des Falles fürs Wachwerden und den rechtzeitigen Gang zur Toilette. Zusatzbonus: Bei vielen Kindern verbessern sich auch die Schulleistungen!

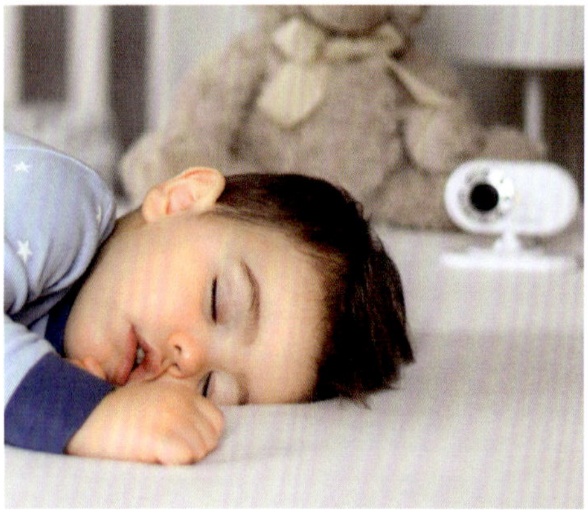

Wenn Kinder dann schon vor dem siebten Lebensjahr selbst mit einem Handy telefonieren, erhöht sich die Rate auf 80 Prozent.[30]

Säuglinge und Kinder sind Funkwellen wesentlich intensiver ausgesetzt, da ihre Knochen noch dünn sind oder noch nicht vollständig geschlossen: Die Verbindung der Schädelknochen schließt sich erst im Alter von zwei Jahren. Vorher gelangen schädliche Strahlen direkt ins Gehirn – und so ist dieses einer dreimal höheren Strahlendosis ausgesetzt als das Gehirn eines Erwachsenen. Die Knochen selbst werden sogar bis zu zehnmal stärker belastet und das Krebsrisiko (Leukämie) steigt.[31]

Für Kinder bis zum zehnten Lebensjahr sind Funkstrahlen kritisch, denn in dieser Zeit finden wesentliche Entwicklungsschritte statt – so wird u. a. auch das Nervensystem geformt.[32]

Lassen Sie am besten einen Geobiologen entsprechende Messungen durchführen und ziehen Sie Schirmmaßnahmen in Erwägung.

Weil durch Computer & Co nur Seh- und Hörsinn angesprochen werden, bleibt z. B. auch die Feinmotorik auf der Strecke: Über den Bildschirm zu wischen erfordert keine besonderen Fähigkeiten – mit Bauklötzen zu spielen hingegen schon.

Babyphone mit Kamerafunktion produzieren schädliche Funkwellen.

←

Checkliste: Gesunder Start ins Leben

Gesundheitsgefährdung durch	Mögliche Strategien
Sendemasten	Abschirmung (➔ ab Seite 46)
WLAN	Auf kabelgebundene Lösungen umsteigen oder möglichst oft – jedenfalls in der Nacht! – abschalten. WLAN möglichst weit weg vom Kinderzimmer positionieren.
Elektrische Leitungen neben/unter dem Bett	Geschirmte Kabel, Netzfreischalter, Abschirmung
Metallrahmen/Federkernmatratze	Durch Holzbett/Kaltschaummatratze ersetzen.
Babyphon	Gerät mit geringer Strahlung (Blauer-Engel-Gütesiegel), Batteriebetrieb statt Kabel
Elektronisches Kinderspielzeug	Durch altersgerechtes Spielzeug aus Naturmaterialien (mit Gütesiegel) ersetzen.
Smartphone	Kinder nicht damit telefonieren oder spielen lassen!!! Im Kinderzimmer aus- oder auf Flugmodus schalten. Bei dringend notwendiger Erreichbarkeit die mobilen Dienste abschalten. Bei Telefonaten mit dem Smartphone mindestens zwei Meter Abstand zum Kind halten.
Schnurlostelefon	Kinder nicht damit telefonieren lassen! Bei Telefonaten mit dem Schnurlostelefon mindestens zwei Meter Abstand zum Kind halten. Umstieg auf kabelgebundenes Festnetz.
Erdstrahlen/Wasseradern im Schlafbereich	Möbel umstellen, Zimmer tauschen oder Abschirmung (➔ ab Seite 54).

Wärme statt Elektrosmog

Gegen elektromagnetische Felder im Büro schützt der SH-ZES-Living-Device-Chip. Seine Fähigkeit, Elektrosmog in Wärme umzuwandeln, ist geprüft und patentiert.

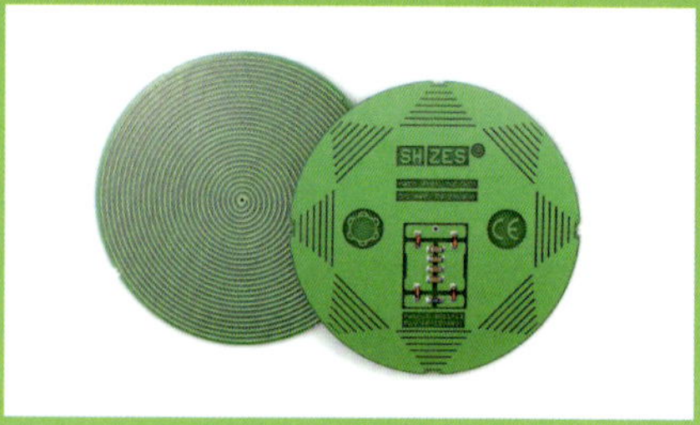

Büro

Konzentriertes Arbeiten ohne vermeidbaren Elektrosmog

Im Büro kommt einiges an Elektrosmog zusammen: Niederfrequente elektromagnetische Felder entstehen durch Computerkabel und Geräte wie Rechner, Bildschirme, Drucker, Kopierer, dazu kommen hochfrequente Strahlen von allem, was über WLAN angesteuert wird – und natürlich von den Smartphones aller Anwesenden.

Das alles kann für Kopfschmerzen sorgen, unseren Stresslevel erhöhen und unsere Konzentrationsfähigkeit erheblich beeinträchtigen(➔ Seite 25). Wählen Sie also möglichst kabelgebundene Alternativen und verwenden Sie dafür geschirmte Kabel (➔ ab Seite 50).

Verzichten Sie auf Smartphone, WLAN und funkgesteuerte Maus/Tastatur. →

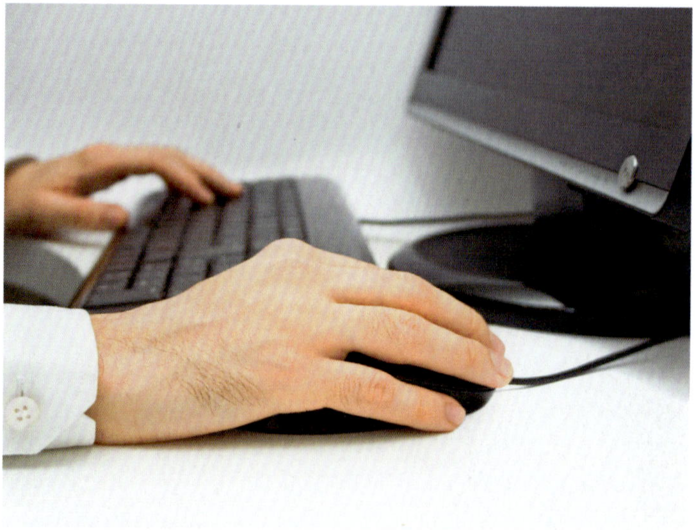

Checkliste: Konzentriertes Arbeiten im Büro

Gesundheitsgefährdung durch	Mögliche Strategien
WLAN, Bluetooth	Möglichst durch kabelgebundene Lösungen (geschirmte Kabel!) ersetzen (siehe unten).
Rechner, Laptop	Keine WLAN-Steuerung, sondern geschirmte Kabel. WLAN- und Bluetooth-Funktion an den Geräten ausschalten.
Drucker	Keine WLAN-Steuerung, sondern geschirmte Kabel. WLAN- und Bluetooth-Funktion an den Geräten ausschalten.
Maus	Auf Funk-/Bluetooth-Modelle verzichten.
Tastatur	Auf Funk-/Bluetooth-Modelle verzichten.
Smartphone	Strategien gegen Handystrahlung beachten (➔ Seite 42). Mobile Datenverbindungen und WLAN abschalten. Ethernet-Adapter verwenden. Nummernumleitung aufs Festnetz.

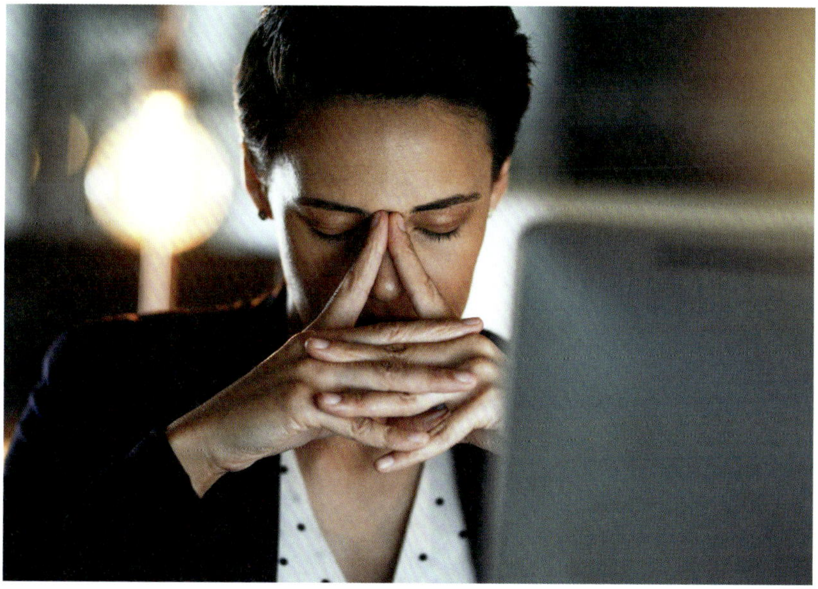

Strahlungsquellen im Büro: Immer mehr Menschen reagieren sensibel.

←

Praxisräume

Strahlungsarme Behandlung

Menschen, die in heilenden oder beratenden Berufen arbeiten (Ärzte, Therapeuten) können für ihre Patienten und Klienten ein strahlen- und somit stressreduziertes Umfeld schaffen und so deren Wohlbefinden unterstützen.

Das ist besonders wichtig bei energetischen Behandlungsmethoden wie z. B. Homöopathie, Osteopathie, Akupunktur, Shiatsu, Kinesiologie, Bioresonanz etc.

Ohne Smartphone können die Wartenden besser „ankommen“ und sind bei der Behandlung von Anfang an aufnahmefähig.

Keine Handys im Wartezimmer

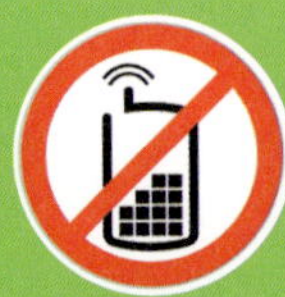

Erklären Sie Ihre Praxisräume zur handyfreien Zone!
Hängen Sie ein Plakat auf und/oder kleben Sie einen Sticker an die Eingangstür.

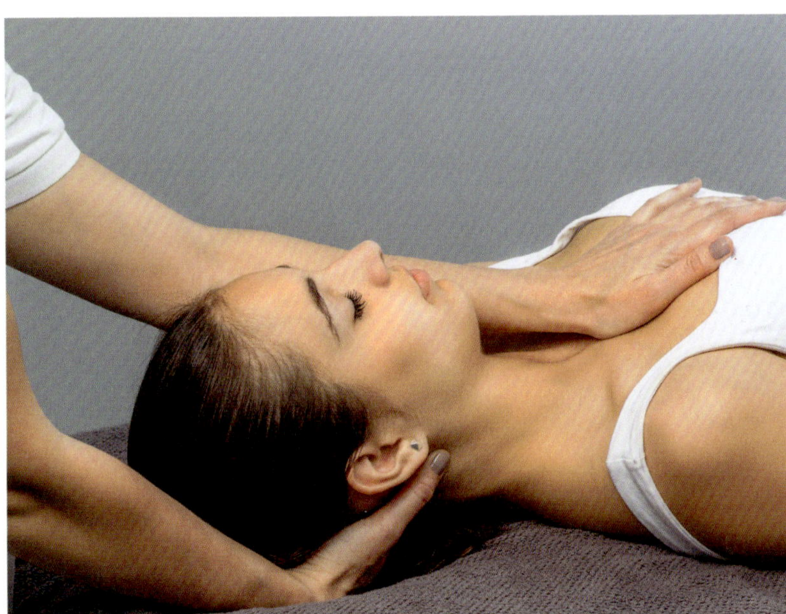

Osteopathie: Besser ohne Strahlung →

Checkliste: Therapien ohne Elektrosmog

Gesundheitsgefährdung durch	Mögliche Strategien
WLAN, Bluetooth	Verzichten Sie darauf!
Rechner, Laptop, Drucker	Keine WLAN-Steuerung, sondern geschirmte Kabel. WLAN- und Bluetooth-Funktion an den Geräten ausschalten.
Maus und Tastatur	Auf Funk-/Bluetooth-Modelle verzichten.
Sendemasten, Stromleitungen in den Wänden etc.	Faradayscher Käfig durch schirmende, geerdete Wandfarbe, Abschirmstoffe und Abschirmgewebe
Stromleitungen	Netzfreischalter (funktioniert nur tagsüber und in hellen Räumen, wenn kein Licht benötigt wird). Bei Bus- oder Loxone-Systemen werden die einzelnen Elektroleitungen separat angesteuert, sodass z. B. das Licht extra geschaltet werden kann. Es ist möglich, für jede Leitung einen Netzfreischalter einzubauen.
Smartphone	Handyverbot

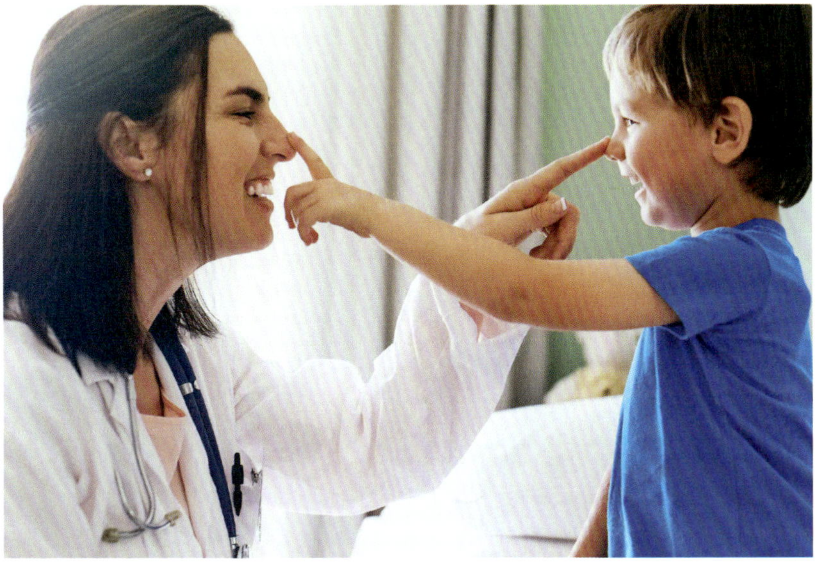

Stressfrei und ohne Ablenkung von Mensch zu Mensch ←

Achtung Induktionsherd!

Insbesondere Induktionsherde erzeugen starke magnetische Wechselfelder. Halten Sie Abstand!

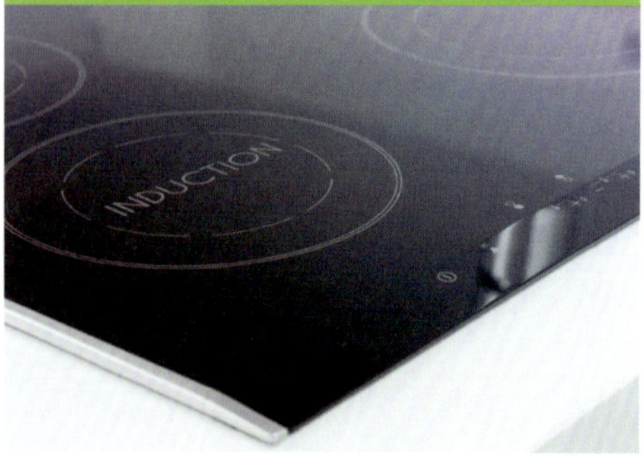

Küche

Ein gesundes Umfeld für gute Nahrung

Wir verbringen unterschiedlich viel Zeit in der Küche. Immer mehr Menschen nehmen nur rasch etwas aus dem Tiefkühler und stellen es in die Mikrowelle. Wer auf gesunde Ernährung achtet, kocht meist selbst und hält sich dementsprechend länger in der Küche auf – Mütter und Väter oder auch Hobbyköche stehen oft sogar stundenlang am Herd.

Wenn elektrische Geräte in Betrieb sind, erzeugen sie magnetische Wechselfelder. Besonders stark ist dieses Feld bei Induktionsherden. Halten Sie daher Abstand! Dies gilt vor allem für schwangere Frauen (empfohlener Abstand 50–80 Zentimeter!). Auch Kinder sollten Induktionsherden während des Betriebes nicht zu nahe kommen: Die Herdplatte und daher auch das Magnetfeld befinden sich oft genau in Kopfhöhe!

Halten Sie auch Mixer, Kaffeemühle etc. nicht zu nahe am Körper!

Mikrowellenherde sind abgeschirmt. Durch das Fensterglas kann aber eine geringe Strahlungsmenge hindurchdringen. Halten Sie hier einen Sicherheitsabstand von mindestens fünf (besser zehn) Zentimeter und schauen Sie nicht durch die Scheibe – die empfindlichen Strukturen des Auges könnten gefährdet sein.

Checkliste: Gesundes Kochen

Gesundheitsgefährdung durch	Mögliche Strategien
Induktionsherd	Mindestens 50 cm Abstand halten! Kinder fernhalten.
Mikrowellenherd	Am besten10 cm Abstand halten! Nicht aus kurzer Entfernung durch die Scheibe schauen.
Elektrische Küchengeräte	Abstand zum Körper halten.
WLAN	Abschalten.
Smart Kitchen	Verzichten Sie darauf!
Smartphone	Ersetzen durch Festnetztelefon mit Kabel.

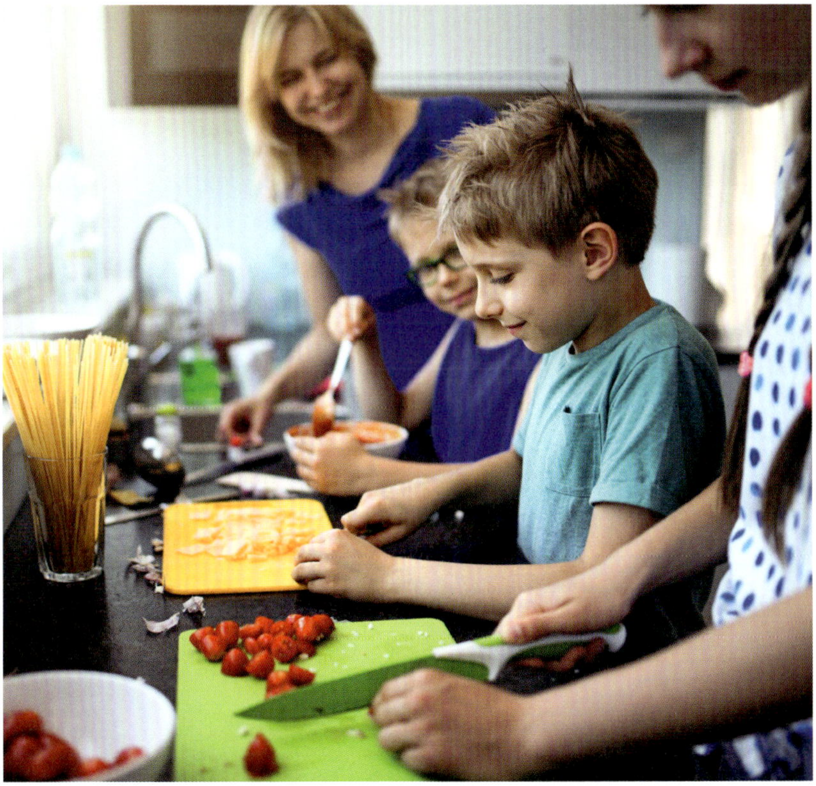

Beim Kochen mit Kindern auf Abstand zu Strahlungsquellen achten!
←

Elektro-, Hybridautos

Elektromotoren benötigen eine höhere Stromstärke als treibstoffbetriebene Fahrzeuge und produzieren auch mehr Elektrosmog.

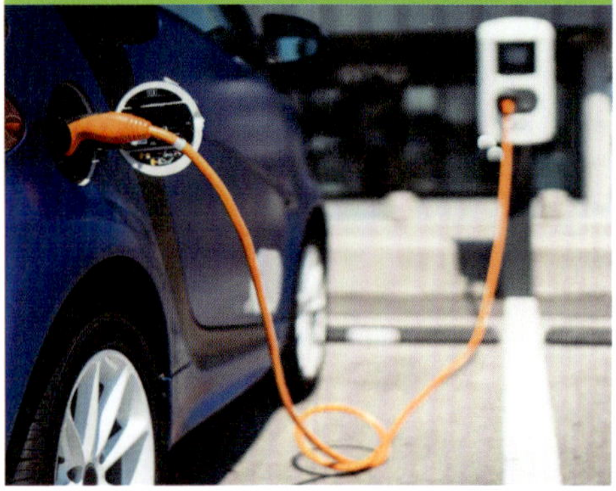

Auto

Sichere Fahrt ohne Strahlenflut

Unsere Autos können immer mehr. Sie sprechen mit uns, weisen uns den Weg, bemerken, wenn wir müde werden und parken für uns ein.

All das soll unsere (Fahr-)Sicherheit und somit unsere Gesundheit unterstützen. Die Schattenseite der technologischen Entwicklung: Wir sind einer zunehmenden Menge an elektromagnetischer Strahlung ausgesetzt, die im „faradayschen Autokäfig" reflektiert und somit noch verstärkt wird.

Gehirnstrommessungen zeigen, dass Konzentrationsfähigkeit und Fahrtauglichkeit beeinträchtigt werden können, wenn bedenkliche Strahlenmengen von Motor, Klimaanlage, Bluethooth und Handy auf uns einwirken. Wird dann noch das WLAN zugeschaltet, werden in den Gehirnströmen Frequenzen ausgelöst, die sonst nur unter Stress auftreten. Verspannungen und sogar Krämpfe können die Folge sein. Im schlimmsten Fall kommt es zu „burnoutartigen" Symptomen wie Gereiztheit, Schwäche und Müdigkeit.[33]

Elektro-, Hybridautos

Da Elektromotoren eine höhere Stromstärke benötigen als treibstoffbetriebene Fahrzeuge, produzieren sie auch mehr Elektrosmog. Die gemessenen Werte sind bei den meisten Modellen auf der Rückbank (über dem Radkasten) am größten.[34] Somit stellen sie eine besondere Belastung für Kinder dar, die einen zarteren Knochenbau haben und daher generell mehr Strahlen aufnehmen. Außerdem kann bei ihnen durch Elektrosmog die Bildung wesentlicher Gehirnstrukturen negativ beeinflusst werden.

Checkliste: Sicheres und konzentriertes Fahren

Gesundheitsgefährdung durch	Mögliche Strategien
WLAN, Bluetooth	Abschalten!
Navigationsgerät	Generell abschalten, nur bei Bedarf verwenden.
Smartphone	Abschalten oder Flugmodus. NICHT als Navigationsgerät verwenden!!! Bei dringend notweniger Erreichbarkeit WLAN und mobile Dienste abschalten.
Tablets (für Mitfahrende)	Nur im Offline-Modus (keine mobilen Daten, kein Bluetooth, kein WLAN) verwenden, um z. B. zu lesen, zu spielen oder Filme anzusehen.
Elektroauto	Modell mit hoher Abschirmung wählen. Wenn Kinder auf dem Rücksitz mitfahren, auf Elektro- oder Hybridautos verzichten!

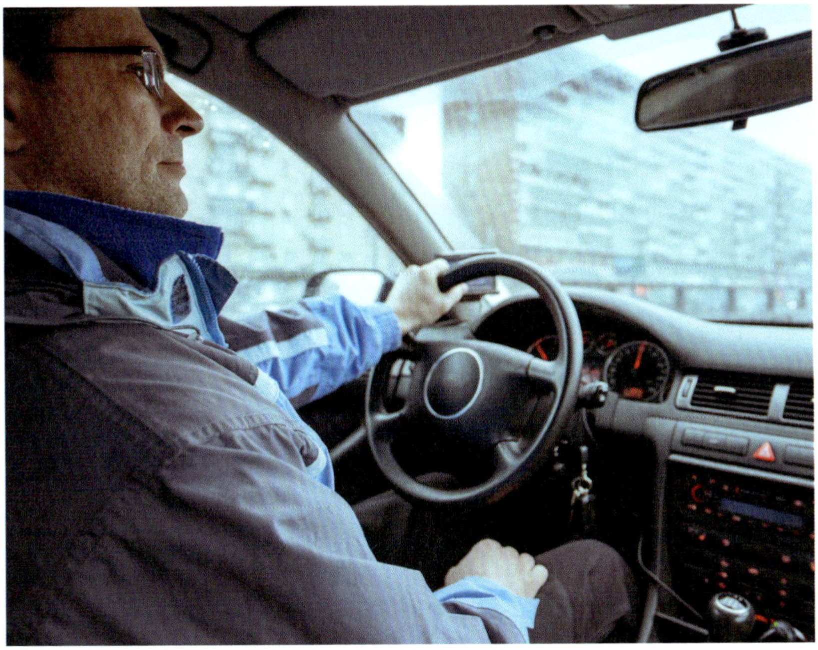

Der Faradaykäfig Auto verstärkt die Strahlung im Innenbereich.

←

Mobilfunk-sendeanlagen

Standortverzeichnisse:

- Deutschland: bundesnetzagentur.de
- Österreich: senderkataster.at
- Schweiz: funksender.ch
- Südtirol: silbernagl.biz

Renovierung/Neubau

Gut geplant ist gut geschirmt

Ein Neubau oder eine Generalrenovierung bietet Ihnen die Möglichkeit, Ihren Wohnbereich strahlungsarm zu gestalten. Lassen Sie Ihren (Bau-)Grund von einer Person vermessen, die alle Arten von Störungen (Radioaktivität, Radon, Hochfrequenz, Niederfrequenz, Erdstrahlen, Wasseradern) feststellen und Strategien zu deren Eliminierung entwickeln kann.

Radon

Im Internet sind Radonkarten für Deutschland bzw. die Schweiz zu finden. In Österreich bietet die Agentur für Ernährungssicherheit (AGES) eine interaktive Radonkarte an, die nach Eingabe der Postleitzahl die mögliche Belastung des Wohnorts zeigt. (https://geogis.ages.at/GEOGIS_RADON.html).

Hochfrequente Strahlung – Funk & Co

Standortverzeichnisse für Mobilfunksendeanlagen finden Sie im Kasten links. Flugfunk-, Radar-, Amateurfunkanlagen etc. können mit entsprechenden Messinstrumenten aufgespürt werden. Ob und wie viele WLANs sich in Ihrer Nähe befinden, zeigt Ihnen Ihr Computer, wenn Sie eine Internetverbindung suchen. Verzichten Sie bei der Planung Ihrer Haustechnik auf „smarte" Lösungen (➔ ab Seite 62), wählen Sie stattdessen kabelgebundene Systeme für Computer und Telefon.

Niederfrequente Strahlung – Strommasten, Hochspannungsleitungen, Trafos etc.

Hochspannungsleitungen sind leicht zu erkennen – solange sie überirdisch verlaufen. Doch 75 Prozent aller Stromleitungen liegen unter der Erde. Daher ist es sinnvoll, den niederfrequenten Elektrosmog Ihres Lebensraumes aufzuspüren und bei starker Belastung etwas dagegen zu unternehmen, z. B. durch abschirmende

Checkliste: Alles bedacht? Gut gemacht!

Gesundheitsgefährdung durch	Mögliche Strategien
Radon	Maßnahmen ergreifen (➔ ab Seite 52).
Hochfrequenz: Sendemasten	Haus unter dem Außenputz abschirmen und erden. Dach unter den Ziegeln abschirmen und erden. Wohnungen durch Wandfarbe und strahlenschirmende Stoffe und Teppiche schützen.
Niederfrequenz: Transformatoren, Überlandleitungen, Bahnleitungen	Haus unter dem Außenputz abschirmen und erden. Dach unter den Ziegeln abschirmen und erden. Wohnungen durch Wandfarbe und strahlenschirmende Stoffe und Teppiche schützen.
Erdstrahlen/Wasseradern	Entsprechende Baumatten direkt in den Estrich verlegen.

Teppichböden. Sie können auch ein ganzes Haus in einen faradayschen Käfig verwandeln, indem Sie Abschirmgewebe unter dem Außenverputz bzw. unter den Dachziegeln verlegen. Vergessen Sie nicht auf eine richtige und vollständige Erdung! „Hausgemachter" Elektrosmog lässt sich durch Schirmung (Farbe, Gewebe), geschirmte Kabel und Netzfreischalter vermeiden. Um die entsprechenden Arbeiten durchführen zu können, ist es vor einer Sanierung wichtig, einen Fachmann mit Messungen zu betrauen. Nach der Sanierung ist ein Nachmessen anzuraten.

Erdstrahlen/Wasseradern

Bei einem Neubau kann man auf geopathische Störzonen Rücksicht nehmen, indem man wichtige Räume in störungsfreien Bereichen einplant. Auch bei einer Renovierung ist es oft möglich, Lösungen für einen größeren Wohnbereich zu berücksichtigen (➔ Seite 54).

Obige Checkliste hilft Ihnen, wesentliche Punkte im Blick zu behalten und so für nachhaltige Lösungen zu sorgen. Eine Investition in guten Strahlenschutz ist zugleich eine Form der Gesundheitsvorsorge.

Erfolgs-
geschichten

MEIN BEITRAG ZU IHRER GESUNDHEIT

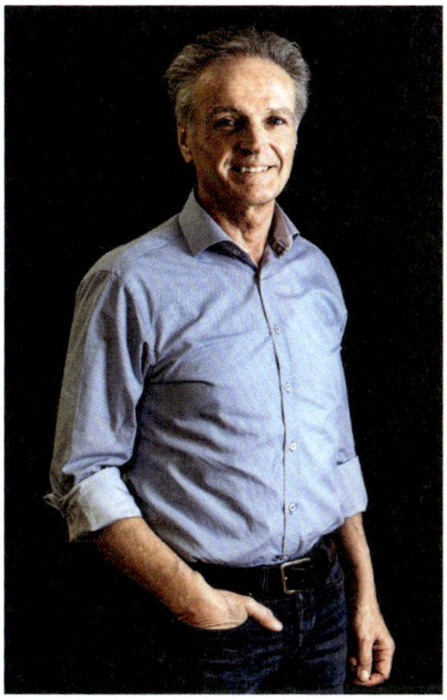

In meiner über vierzigjährigen Tätigkeit habe ich von Kunden immer wieder gehört, dass sie schlecht schlafen oder gesundheitliche Probleme haben.

Es wurde mir ein Anliegen, Lebensräume nicht nur schön und mit guter Energie auszustatten, sondern auch gesund zu gestalten.

Es bereitet mir Freude und gibt meinem Leben Sinn, wenn ich von meinen Kunden höre, wie glücklich sie in ihrem renovierten oder neu gebauten Heim sind. Sie berichten mir davon, wie wohl sie sich fühlen, wie gut sie schlafen und wie viel neue Kraft sie spüren.

Durch gezielte Maßnahmen im Schlafbereich sind schon viele Symptome und ärztlich diagnostizierte Krankheiten besser geworden oder ganz verschwunden. Meine Kunden berichten mir, dass sie neue Energie und Lebensfreude spüren und auch beruflich wieder konzentrierter und leistungsfähiger sind.

Auf den folgenden Seiten lesen Sie drei Erfolgsgeschichten aus meiner Praxis.

Ernst Schwarzhans

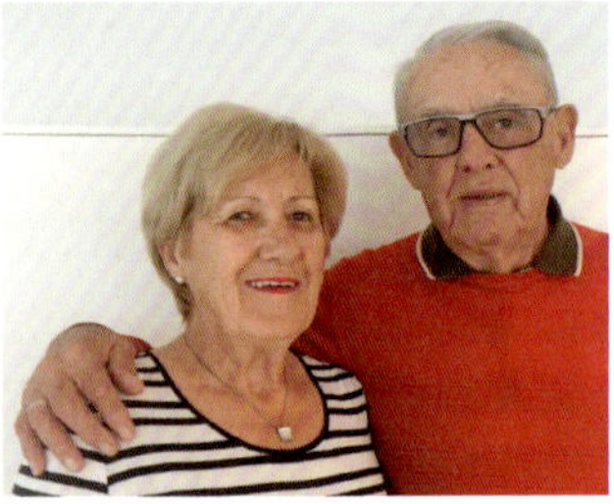

Restless Legs und Schlafstörungen

Familie Mathies

Nachdem Anton und Maria-Theresia Mathies 27 Jahre lang in einem alten Bauernhaus gewohnt hatten, bezogen sie 2017 eine moderne Wohnung in St. Anton. Mein Sohn Stefan wurde von der Familie beauftragt, diese Wohnung neu zu gestalten und einzurichten, ich wurde dazugeholt, um alles energetisch zu vermessen.

Maria-Theresia konnte nachts nicht durchschlafen. Und Anton hatte während des Schlafes schon viele Jahre lang Probleme mit seinen Beinen. Die Nervenstränge zuckten ohne Willenseinwirkung und sorgten für Schlafstörungen. Um die Beine zu beruhigen, wanderte Anton nachts dann oft durchs Schlaf- und Wohnzimmer. Nach umfangreichen Untersuchungen wurde die Krankheit „Restless Legs“ diagnostiziert. Ein Medikament mit dem Wirkstoff Pramipexol zeigte positive Wirkung – Anton nahm alle zwei bis drei Tage eine halbe Tablette und die Beine beruhigten sich wieder.

In den Schlafzimmern von Familie Mathies wurde mittels geschirmter Gardinen und Dekorstoffe eine Dämpfung der Hochfrequenzeinstrahlung erzielt.

Die Rückwand (rechts) wirkt stark dämpfend gegen niederfrequenten Elektrosmog durch Stromleitungen. Die Federkernmatratze wurde durch ein metallfreies Modell ersetzt.

↓

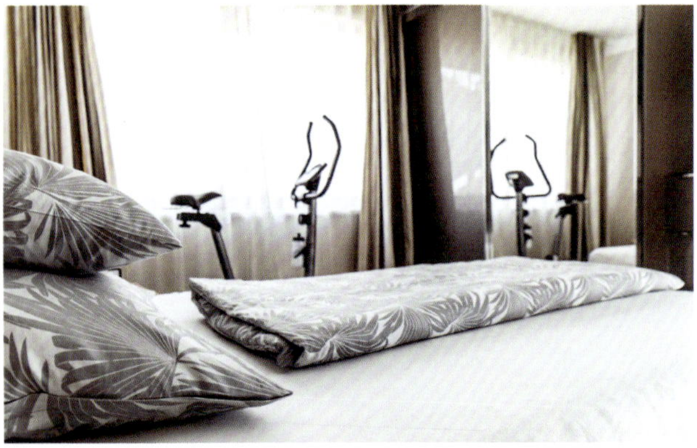

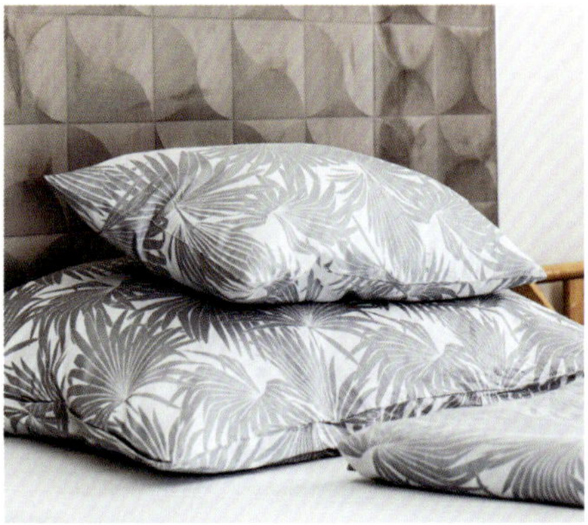

Bei der Vermessung der Wohnung stellte ich in beiden Schlafzimmern erheblichen Elektrosmog fest. Als Sofortmaßnahme gegen die niederfrequente Strahlung baute der Elektriker zwei Netzfreischalter im Sicherungskasten ein.

Nach dem Aufstellen der Bettsysteme führte ich mit entsprechenden Geräten Nieder- und Hochfrequenzmessungen durch und überprüfte die Wirkung der Netzfreischalter. Wir mussten einen weiteren Netzfreischalter einbauen, da noch eine Leitung im Kopfbereich eines Bettes aktiv war. Um die Hochfrequenzeinstrahlung zu minimieren, wurden die Vorhänge mit Schirmstoffen gefüttert und zusätzlich abschirmende Gardinen aufgehängt. Außerdem wurde die Bettrückwand gegen Niederfrequenzeinstrahlung geschirmt, da Anton und Maria-Theresia gerne im Schlaftzimmer fernsehen.

Nach der Fertigstellung wurden die Messungen wiederholt – die Werte waren optimal. Maria-Theresia schläft außer in Voll- und Neumondnächten wieder weitgehend durch, Anton benötigt seit den Abschirmungsmaßnahmen keine Tabletten gegen die Restless Legs mehr – außer im Urlaub.

Ich freue mich, dass ich einen Beitrag zu einem besseren, gesünderen Leben der beiden leisten durfte.

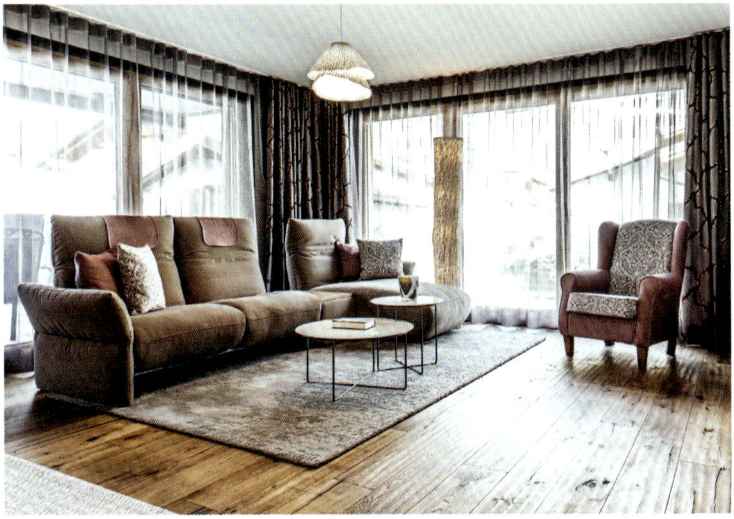

Im Wohn-Ess-Bereich schirmt eine mit Metallfäden durchwirkte Gardine die hochfrequente Einstrahlung. Zusätzlich steht bei Bedarf ein schirmender Textilvorhang zur Verfügung. ←

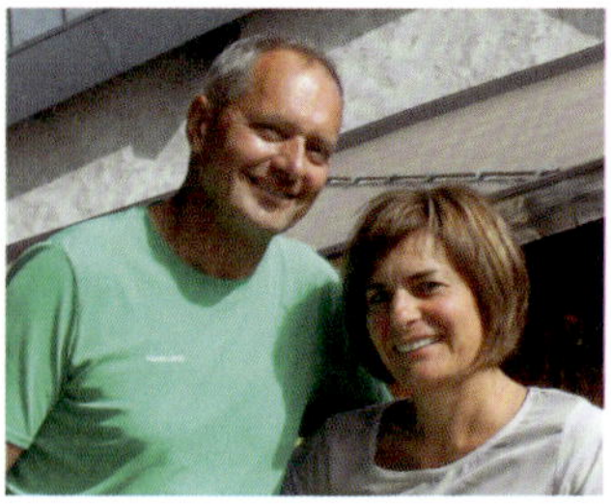

Tinnitus

Ingrid und Bernhard

Schon seit vielen Jahren betreue ich Ingrid und Bernhard als Gesamtausstatter. 1994 erlitt Bernhard bei einer Schießübung – er war damals Polizist – ein Knalltrauma. Sein Innenohr wurde beschädigt, ein Tinnitus, also ein dauerndes Ohrgeräusch, war die Folge. Die Behandlungen durch Ärzte und Osteopathen brachten keinen Erfolg, spezielle Massagen führten nur zu kurzfristigen Erleichterungen. Auch sein Schlaf war beeinträchtigt.

Ich führte alle notwendigen Messungen durch – sie ergaben, dass auf Bernhards Bettseite eine starke niederfrequente Einstrahlung vorhanden war. Gemäß meinen Empfehlungen wurde durch Farbe und Vorhänge ein faradayscher Käfig errichtet, die Streich- und Erdungsmaßnahmen führte ich selbst durch. Außerdem wurde ein Netzfreischalter eingebaut.

Die Nachmessungen ergaben ideale Schirmwerte. Bernhard schläft wieder sehr gut und tief, ist vollkommen fit und belastbar und hat wieder Spaß am Leben. Ingrid und er wirken ausgeglichen und zufrieden. Dass die Umbauarbeiten ein Segen für die ganze Familie waren, wird mir immer wieder bestätigt.

Schlafzimmer von Bernhard und Ingrid im Untergeschoss ihres Hauses. →

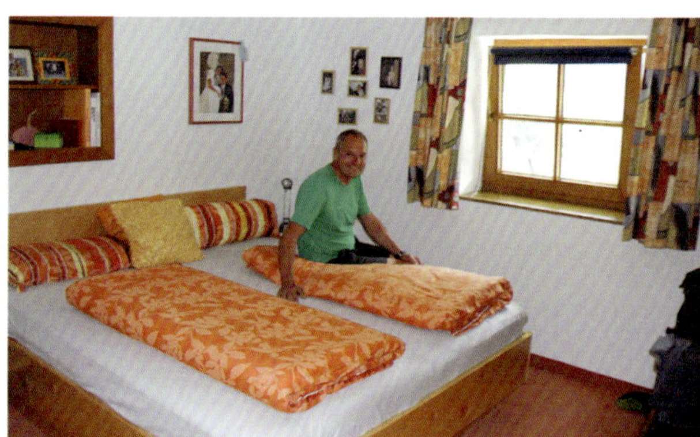

Schlafstörungen, taube Beine

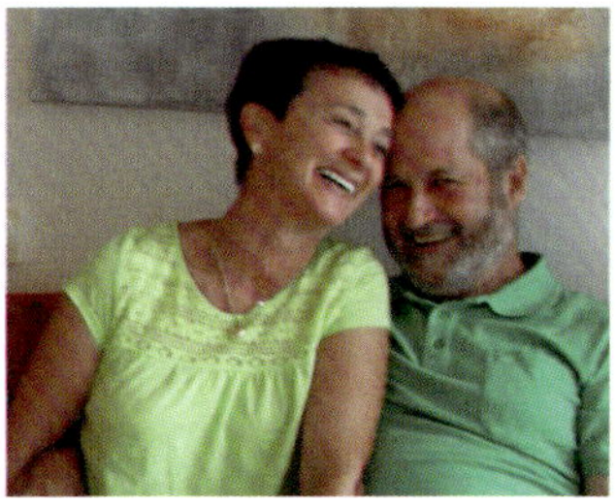

Rosmarie und Josef-Alois Handle

Mit Familie Handle verbindet mich eine jahrelange Geschäftsverbindung, aus der eine echte Freundschaft geworden ist. Vor ein paar Jahren erzählte mir Rosmarie, dass sie nachts häufig aufwache: Schuld daran seien Befindlichkeitsstörungen (Ameisenkribbeln) sowie kalte Füße, ein Ziehen in den Beinen und ein Druck im Kopf. Diese Beschwerden waren zuerst intervallmäßig aufgetreten, doch seit einiger Zeit fand Rosmarie keinen durchgehenden Schlaf mehr – und es wurde immer schlimmer. Meine Messungen ergaben, dass sich auf Rosmaries Bettseite, exakt im Beinbereich, Wasseradern kreuzten. Außerdem war eine Belastung durch niederfrequente Strahlung vorhanden.

Josef entschloss sich, exakt nach meinen Plänen und Anleitungen Wände und Decke zweimal mit T98-Farbe zu streichen sowie zu erden, Netzfreischalter einzubauen und Interferenzmatten unter das Bett zu legen.

Die Möbel des Schlafzimmers wurden in massiver Zirbe gefertigt. Um den Staub zu binden, erhielt der Raum einen verklebten Teppich mit hohem Naturanteil, die Vorhänge bekamen ein Futter aus Strahlenschutzstoff. Für einen optimalen Schlaf und zur Schonung und Regeneration der Wirbelsäule (Josef war als Schlosser Schwerarbeiter gewesen) wurden stahlfreie Lattenroste und Matratzen ohne Trichlorbenzolen gewählt.

Die erneuten Strahlenvermessungen ergaben stark verbesserte Werte. Josef hatte beim Streichen und Ableiten eine ausgezeichnete Arbeit geleistet! Rosmarie und er konnten ihren Schlaf nun ungestört genießen. Und Rosmarie berichtete mir sogar von ihrer Spontanheilung, sie war glücklich, wieder ein vollkommen gesunder Mensch zu sein. Gesundes Wohnen bedeutet für die beiden ein besseres Leben!

Strahlung

In diesem Kapitel erfahren Sie Genaueres über die bisher besprochenen Strahlungsarten. Wir behandeln zuerst die ionisierende Strahlung (Teilchen und Wellen) und bewegen uns dann weiter durch das Spektrum, von den hohen Frequenzen (Funkwellen) zu den niederen Frequenzen (Strom).

EINTEILUNG VON STRAHLUNG

Es gibt unterschiedliche Einteilungen von Strahlung, die einander überschneiden:

- nach ihrer Wirkung als ionisierende oder nicht-ionisierende Strahlung
- nach ihrer Form als Teilchen oder elektromagnetische Wellen
- nach ihrer Entstehung als natürliche oder künstliche Strahlung

Was ist Strahlung?

Strahlung ist die Ausbreitung von elektromagnetischen Wellen oder Teilchen durch Raum und Materie.

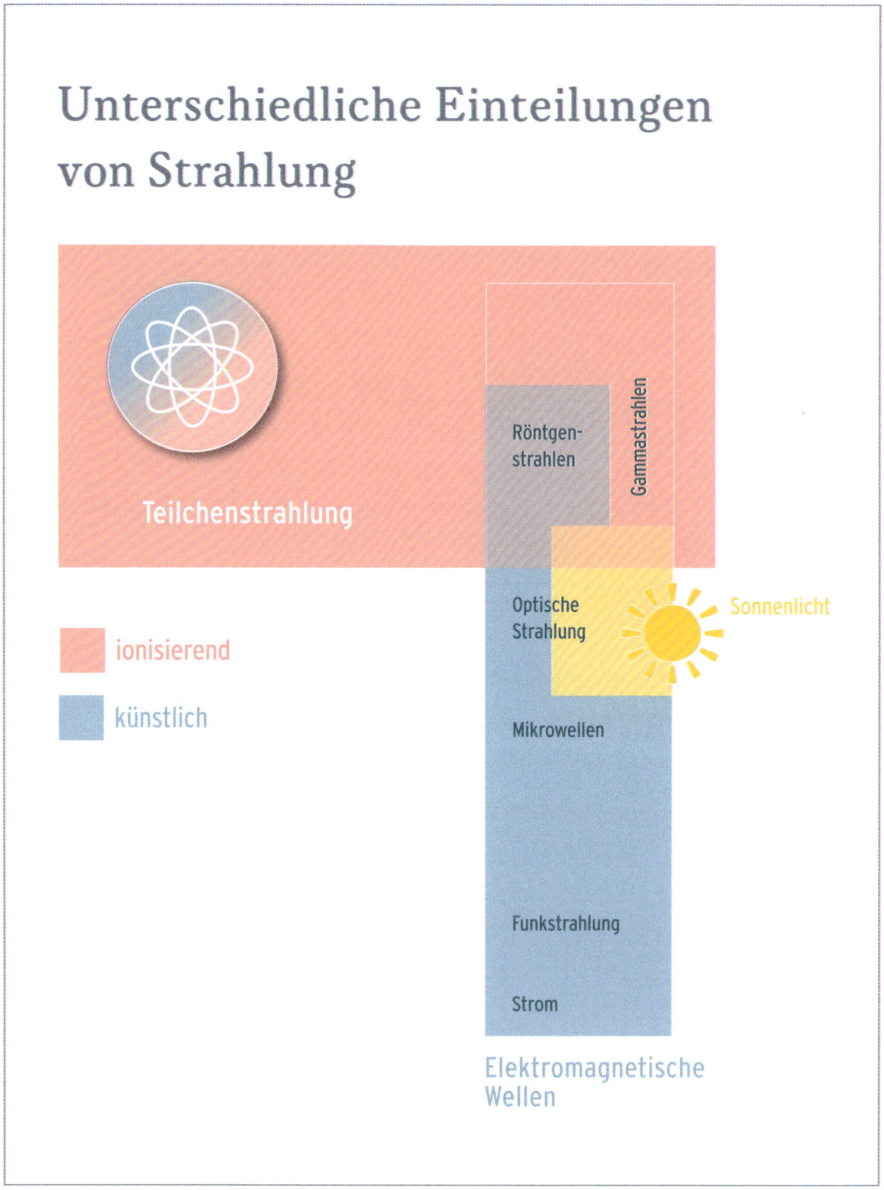

↑

Unterschiedliche Einteilungen von Strahlung, die einander überschneiden:

- nach ihrer Wirkung als ionisierende (rosa Bereich) oder nicht-ionisierende Strahlung
- nach ihrer Form als Teilchen (links) oder elektromagnetische Wellen (rechts)
- nach ihrer Entstehung als natürliche oder künstliche Strahlung (blauer Bereich)

IONISIERENDE STRAHLUNG: RADIOAKTIVITÄT, RÖNTGEN UND UV

Ionisierende Strahlung ist so energiereich, dass sie Elektronen aus Atomen oder Molekülen entfernen kann. Sie schädigt die DNA und Zellstrukturen und stellt somit eine Gefahr für lebende Organismen dar. Oft werden Schäden erst nach einiger Zeit bemerkt, wenn sich Zellen teilen. Als Folgen von ionisierender Strahlung können Krebs oder Unfruchtbarkeit auftreten. Jede Strahlenbelastung birgt ein Risiko.

Ionisierende Strahlung umfasst mehrere Arten von Strahlung:

- Teilchenstrahlung: Radioaktivität
- Kosmische Teilchenstrahlung („Höhenstrahlung“)
- Elektromagnetische Wellen in einem bestimmten Bereich, z. B. Röntgen- und UV-Strahlung (➔ ab Seite 94)

Was sind Ionen?

Atome haben einen Atomkern, in dem sich Teilchen ohne Ladung (Neutronen) und positiv geladene Teilchen (Protonen, p+) befinden. Um diesen Kern schwirren die negativ geladenen Teilchen (Elektronen, e-) in definierten Bahnen. Üblicherweise haben Atome die gleiche Anzahl von Protonen und Elektronen und sind daher ladungsneutral. Werden Elektronen aus den Atomen herausgeschlagen, entstehen positiv geladene Ionen.

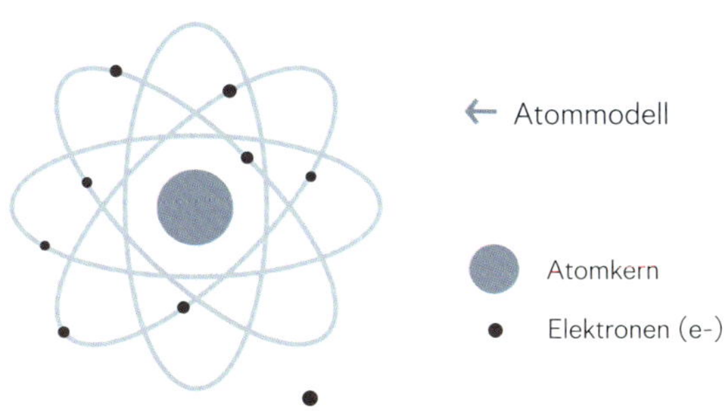

← Atommodell

Maßeinheiten für ionisierende Strahlung

Becquerel gibt die mittlere Anzahl der Atomkerne an, die pro Sekunde radioaktiv zerfallen. Ein Bequerel (1 Bq) bedeutet den radioaktiven Zerfall eines Atoms pro Sekunde. Bq/m^3 gibt an, wie viele radioaktive Teilchen in einem Kubikmeter (Luft oder Wasser) in einer Sekunde zerfallen.

Sievert (Sv) ist das Maß für die Äquivalentdosis und zeigt die Auswirkung der Strahlenbelastung auf lebende Organismen. Unterschiedliche Strahlungsquellen haben eine unterschiedlich starke biologische Wirkung und können mittels der Äquivalentdosis verglichen werden. Mit Sievert wird jede Form ionisierender Strahlung gemessen – sowohl Radioaktivität als auch z. B. Röntgenstrahlung.

TEILCHENSTRAHLUNG: ACHTUNG – RADIOAKTIV!

Beim radioaktiven Zerfall werden Atomteile frei, die mit weiteren Atomen reagieren. Radioaktivität tritt in einigen chemischen Elementen in natürlicher Form auf und wird bei der Kernreaktion künstlich erzeugt. Radioaktive Strahlung ist IMMER ionisierend.

Natürliche Radioaktivität

Wir sind täglich und überall radioaktiven Stoffen ausgesetzt. Sie kommen in Böden, Steinen, Baumaterialien oder in der Luft vor und gelangen z. B. beim Genuss von Lebensmitteln oder beim Einatmen in unseren Körper.

Die Radioaktivität, die in der Luft liegt, wird ständig gemessen und überwacht. Dabei wird zwischen künstlich erzeugter und natürlicher Strahlenbelastung unterschieden, deren Messwerte sich deutlich voneinander unterscheiden: Die natürliche Strahlung, der wir ausgesetzt sind, ist um einiges höher als die künstliche, wobei es von Ort zu Ort Unterschiede gibt. Eine gesundheitliche Gefährdung für den Menschen ist dabei kaum zu erwarten.

Radon

Eine deutliche Gesundheitsgefahr stellt das Edelgas Radon dar, das in manchen Regionen Deutschlands, Österreichs und der Schweiz in größeren Mengen aus dem Boden austritt. Natürlich vorkommendes Radon ist nach dem Rauchen die zweithäufigste Ursache für Lungenkrebs. In manchen Regionen kann die Radonbelastung in Häusern sehr hohe Werte erreichen. Im Internet

Einfluss von Radon auf den Menschen

Radon ist ein radioaktives Element, das in den natürlichen Zerfallsreihen von Uran und Thorium vorkommt. Das Gas, das meistens aus dem Untergrund in Häuser eindringt, kann unter ungünstigen Bedingungen eine so hohe Konzentration in der Raumluft erreichen, dass ein relevantes Risiko besteht, an Lungenkrebs zu erkranken.

Da Radon ein Edelgas ist, wird es größtenteils wieder ausgeatmet. Doch in der Raumluft verbinden sich Staubpartikel mit radioaktiven Zerfallsprodukten von Radon (z. B. Polonium) und gelangen so in die Lunge. Radon kommt häufig in Granitgestein, in Uran-, Bauxit- und Schwarzschieferstätten vor. Aktuellen Schätzungen zufolge gehen fünf Prozent aller Lungenkrebsfälle auf eine Radonbelastung zurück.

Untersuchungen des Schweizerischen Tropen- und Public-Health-Instituts (Swiss TPH) zeigen, dass Radon im Wohnumfeld auch das Risiko erhöht, an bösartigem Hautkrebs (malignem Melanom) zu erkranken.

Radonbelastung in Deutschland[35]

Mittelwert	Bq/m³
Freiluft	15
Raumluft	60
Trinkwasser	6.000
Bodenluft in 1 m Tiefe	5.000 bis 500.000

sind Radonkarten für Deutschland bzw. die Schweiz zu finden. In Österreich bietet die AGES, die Agentur für Ernährungssicherheit, eine interaktive Radonkarte an, die nach Eingabe der Postleitzahl die mögliche Belastung des Wohnorts zeigt.[36] Zusätzlich werden von der AGES gratis Radonmessungen durchgeführt. Die durchschnittliche jährliche Radonbelastung in Innenräumen beträgt in Deutschland 59 Bq/m³. Der tatsächliche Wert hängt immer vom Wohnort ab.

Radon löst sich nur wenig in Wasser. In der Luft wird es rasch verdünnt und zerfällt innerhalb einiger Tage. In Häusern hingegen ist die Belastung größer, vor allem dann, wenn es im Keller Hausbrunnen, offene Böden oder undichte Betonplatten gibt. In den oberen Etagen nimmt die Belastung ab. Häuser aus Naturstein oder Lehm (Fachwerkhaus) sind stärker belastet (➲ ab Seite 52, „Strategien gegen Radon“).

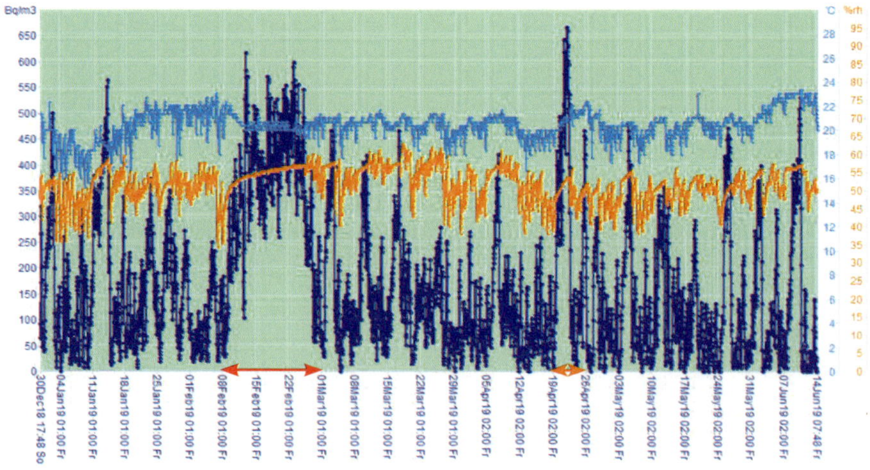

↑

Radonmessung in einem Schlafzimmer (dunkelblau = Bq/m³, hellblau: Temperatur, orange: Luftfeuchtigkeit). Während eines Krankenhausaufenthaltes (oranger Pfeil) bzw. eines dreiwöchigen Urlaubs (roter Pfeil) stieg die Radonkonzentration auf bis zu 660 Bq/m³ an, weil die Räume nicht gelüftet wurden.

Neben Radon kommen wir hauptsächlich mit Kalium 40 (^{40}K) in Steinen und Baumaterialien (Beton etc.) und Kohlenstoff 14 (^{14}C), der in einem konstanten Verhältnis in der Atemluft und in Nahrungsmitteln vorhanden ist, in Kontakt.

Kosmische Strahlung (Höhenstrahlung)

In höheren Luftschichten kommen radioaktive Teilchen mit relativ kurzer Halbwertszeit vor. Je höher der Wohnort liegt, desto höher ist die Konzentration an kosmischen Teilchen in der Luft. Flugpersonal ist dieser Strahlung vermehrt ausgesetzt – die Strahlenbelastung wird anhand der Flugdaten errechnet.

Künstliche Radioaktivität

In Atomkraftwerken, Teilchenbeschleunigern, für medizinische Zwecke und bei der Produktion von Kernwaffen werden künstlich radioaktive Elemente erzeugt. Bei Kernwaffentests oder Unfällen wie in Tschernobyl oder Fukushima gelangen hohe Dosen radioaktiver Elemente in die Umwelt.

Kernkraftwerke „sorgen" für künstliche Radioaktivität. ↓

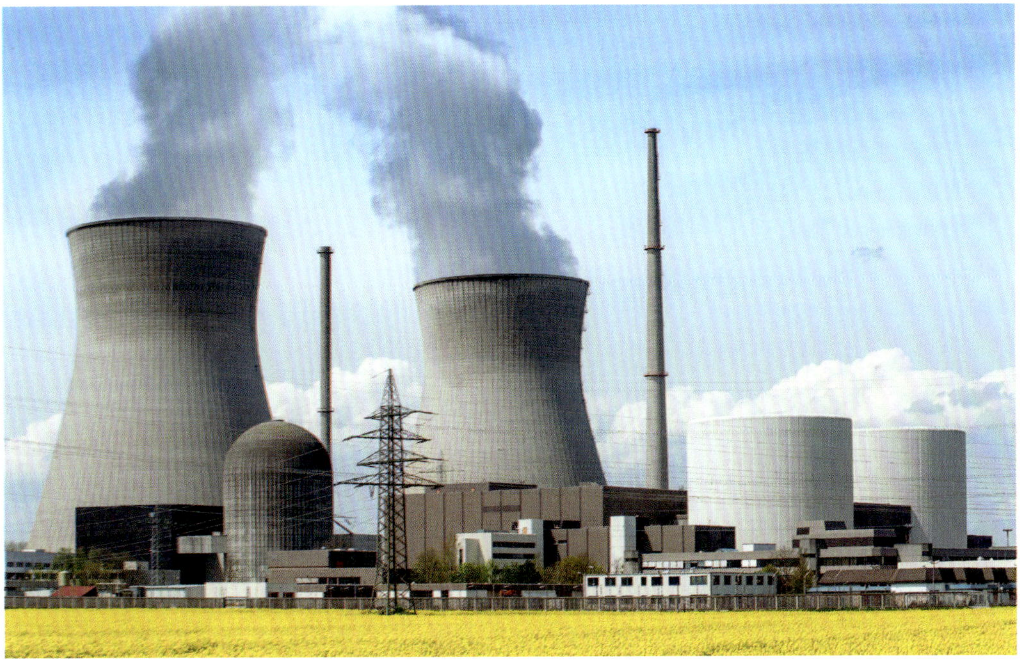

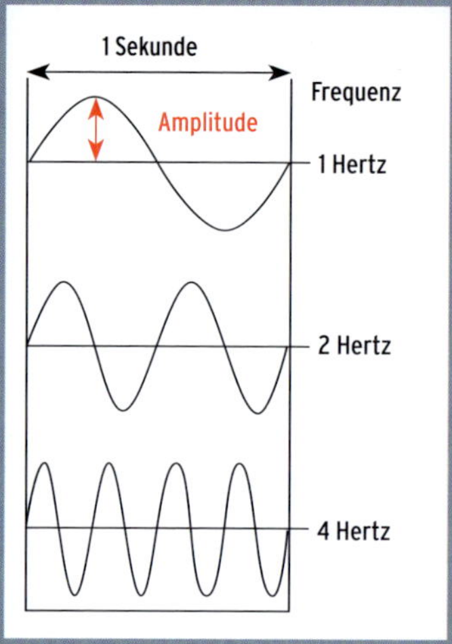

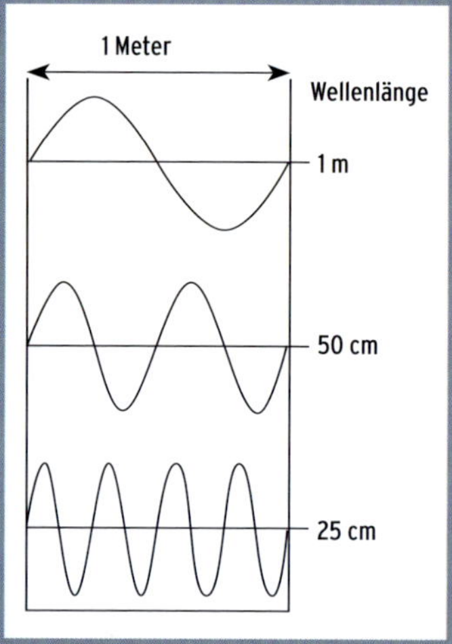

Frequenz und Wellenlänge

Es kann **entweder** die Frequenz (obere Abbildung) **oder** die Wellenlänge (untere Abbildung) einer Schwingung dargestellt werden.

Die **Frequenz** gibt die Schwingungen pro Sekunde an.

Die **Wellenlänge** gibt die Länge der Welle an, sie ist der Abstand von einem Punkt bis zum gleichen Punkt in der nächsten Welle. Sichtbares Licht umfasst den Wellenlängenbereich von 380–780 nm (Nanometer).

Die Höhe der Welle (**Amplitude**) gibt die Stärke der Schwingung an.

ELEKTROMAGNETISCHE STRAHLUNG

Elektromagnetische Strahlung besteht aus Wellen. Jede Welle wird durch ihre Frequenz bzw. Wellenlänge beschrieben. Wellenlängen unter 250 nm haben eine so hohe Energie, dass sie ionisierend wirken. ➔ Eine Übersicht über die Frequenzen elektromagnetischer Strahlung finden sie in der vorderen Einbandklappe bzw. auf Seite 16.

Die Welt der kleinen und der großen Zahlen

Das elektromagnetische Spektrum umfasst einen unvorstellbar großen Bereich von allerkürzesten bis zu 10.000 Kilometer langen Wellen. Auch die Schwingungszahl pro Sekunde (= Frequenz) bewegt sich von astronomischen Größenordnungen bis zum einstelligen Bereich. Da das Ausschreiben aller nötigen Nullen vor oder hinter dem Komma viel Platz braucht und extrem unübersichtlich ist, können die benötigten Nullen auch als Hochzahlen angegeben werden:

- 10^0 bedeutet, dass keine Null nötig ist,
- $3 . 10^2$ bedeutet, dass nach der Zahl zwei Nullen kommen, also 3 x 100 = 300
- $3 . 10^{-2}$ bedeutet, dass vor der Zahl zwei Nullen kommen, also 3 : 100 = 0,03

Es gibt aber auch **Vorsilben,** die die Größenordnung beschreiben. Wir alle kennen den Begriff **Kilo**meter für 1.000 Meter oder **Milli**meter für ein tausendstel Meter.

10n	Symbol	Name	ausgeschriebene Zahl
10^{-15}	f	Femto	0,000 000 000 000 001
10^{-12}	p	Pico	0,000 000 000 001
10^{-9}	n	Nano	0,000 000 001
10^{-6}	µ	Mikro	0,000 001
10^{-3}	m	Milli	0,001
10^{-2}	c	Centi	0,01
10^{-1}	d	Dezi	0,1
10^{0}	–	Einheit	1
10^{1}	da	Deka	10
10^{2}	h	Hekto	100
10^{3}	k	Kilo	1.000
10^{6}	M	Mega	1.000.000
10^{9}	G	Giga	1.000.000.000
10^{12}	T	Tera	1.000.000.000.000
10^{15}	P	Peta	1.000.000.000.000.000
10^{18}	E	Exa	1.000.000.000.000.000.000
10^{21}	Z	Zetta	1.000.000.000.000.000.000.000

ELEKTROMAGNETISCHE IONISIERENDE STRAHLUNG

Röntgenstrahlung

Röntgenstrahlen haben eine Wellenlänge von ca. 10^{-12} bis 10^{-8} Meter und eine Frequenz von etwa $3 . 10^{16}$ bis $3 . 10^{21}$ Hz.

Röntgen und CT

Röntgenstrahlen lassen seit mehr als hundert Jahren einen Einblick ins Innere des menschlichen Körpers zu und sind damit ein wichtiges diagnostisches Hilfsmittel. Bei einer Röntgenaufnahme werden Röntgenstrahlen für den Bruchteil einer Sekunde auf den entsprechenden Körperteil gerichtet und dieser durchleuchtet. Fazit: Kurzer Strahlenkontakt, relativ geringes Strahlenrisiko.

Im Vergleich dazu bekommen Patienten bei der Computertomographie (CT), einem Verfahren der Röntgendiagnostik, das den menschlichen Körper in Querschnittbildern zeigt, eine viel höhere Strahlendosis ab. Durchschnittlich lässt sich jeder Deutsche 1,6-mal im Jahr röntgen. Während in den letzten Jahren zwar die Zahl der Röntgenuntersuchungen insgesamt abnimmt, gibt es einen stetigen Anstieg von CT-Untersuchungen. Weil man dabei aber einer höheren Strahlendosis ausgesetzt ist, steigt auch die effektive Strahlenbelastung in der Bevölkerung.

Röntgenstrahlen sind ein wichtiges diagnostisches Hilfsmittel. →

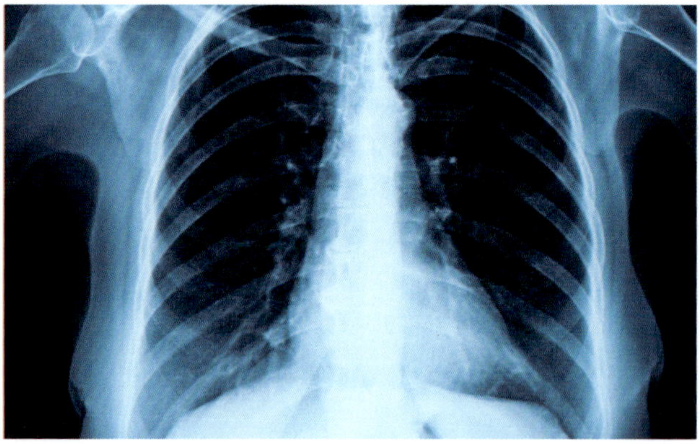

UV-Strahlung

Ultraviolettes Licht bildet den kürzesten Wellenlängenbereich (100–380 nm) der optischen Strahlung. Die optische Strahlung umfasst Wellenlängen von 100 nm (10^{-7} m) bis 1 mm (10^{-3} m), der sichtbare Bereich liegt zwischen 380 und 780 nm. Hauptquelle für UV-Strahlung ist die Sonne, aber auch bei Gewitterblitzen kann ultraviolettes Licht entstehen, Quecksilberdampflampen oder UV-Laser erzeugen es künstlich.

Warnung!

Der deutsche Krebsinformationsdienst warnt: Es gibt keinen Schwellenwert für UV-Strahlen, der hundertprozentigen Schutz bietet. Weil die Haut „nicht vergisst", summiert sich die Strahlenbelastung im Laufe des Lebens. Und: Es gibt kein Alter, ab dem UV-Strahlung nicht mehr schadet!

Einteilung der UV-Strahlung

UV-C (100–280 nm): Diese kurzwelligen Strahlen dringen nicht durch die obersten Luftschichten der Erdatmosphäre. UV-C wird auch künstlich (z. B. durch Quecksilberdampflampen) erzeugt und zur Entkeimung von Oberflächen eingesetzt. UV-C hat eine hohe Energie, dringt aber nicht tief ins Gewebe ein.

UV-B (280–315 nm): Diese energiereiche Strahlung dringt nicht tief in die Haut ein. Sie regt die Melaninbildung an und führt nach 72 Stunden zu einer verzögerten, lang anhaltenden Bräunung, die die Haut auch schützt. Auch die Vitamin-D-Bildung wird durch UV-B-Strahlung angeregt. UV-B kann Sonnenbrand verursachen und bei längerer Einwirkung zu Basaliomen und Plattenepithelkarzinomen führen.

UV-A (315–380 nm): Dringt tief in die Haut ein, sorgt für eine rasche Bräune, die aber nicht lang anhält und keinen nennenswerten Lichtschutz der Haut erzeugt. UV-A löst nur eine geringe Hautrötung aus. UV-A führt durch die Bildung freier Radikale und Zerstörung der Kollagenfasern zu Hautalterung, außerdem kann es bösartigen Hautkrebs (malignes Melanom) verursachen.

Und hier endet der ionisierende Bereich der elektromagnetischen Strahlung!

ELEKTROMAGNETISCHE NICHT-IONISIERENDE STRAHLUNG

Das Farbspektrum

Im Bereich von 380–780 nm liegt der für menschliche Augen sichtbare Bereich der optischen Strahlung.

Infrarot

Die Wellenlänge von Infrarotstrahlung liegt zwischen 780 nm und 1 mm, der entsprechende Frequenzbereich zwischen 300 GHz und 400 THz. Kurzwelliges Infrarot wird für Fernbedienungen und Lichtschranken verwendet. Nur den mittleren Bereich der IR-Strahlung (von 3–50 µm) nehmen wir als Wärme wahr. Infrarotheizungen nutzen die Eigenschaft der Wärmeabstrahlung.

Ein Regenbogen zeigt das Spektrum des sichtbaren Lichts. →

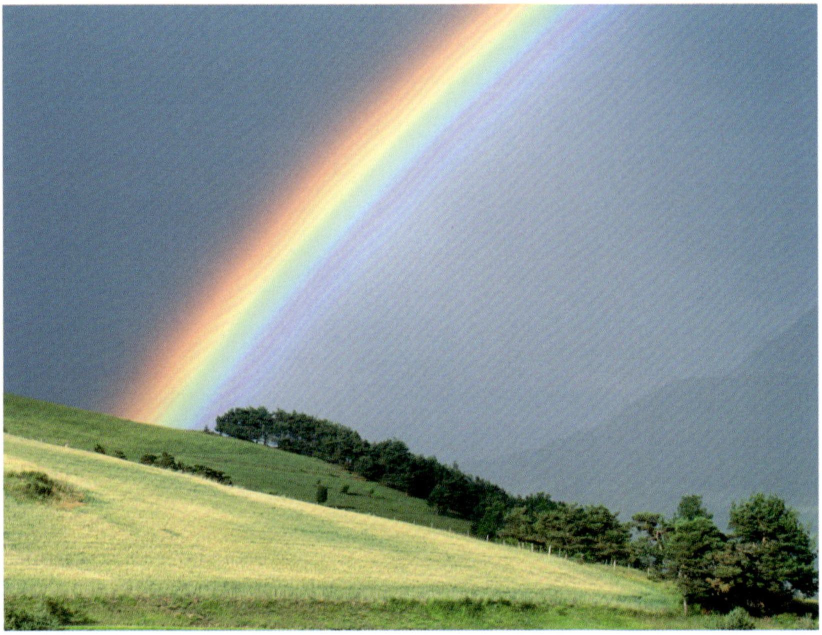

KÜNSTLICHE ELEKTROMAGNETISCHE STRAHLUNG

Mobilfunk, TV, Radar – hochfrequente elektromagnetische Wellen

Der Hochfrequenzbereich elektromagnetischer Wellen dient vor allem der drahtlosen Nachrichtenübermittlung. Dafür sind Sender und Empfänger nötig. Je kürzer die Wellenlänge ist, umso leichter werden die Strahlen abgelenkt und umso stärker bzw. zahlreicher müssen die Sender sein. Hochfrequente elektromagnetische Felder werden in der Regel von Antennen abgegeben. Radio, Fernsehen, Mobilfunk, Schnurlostelefone, WLAN, Babyphone oder Funkradiowecker sind aus unserem Leben kaum noch wegzudenken – wir sind also täglich einer wahren Strahlenflut ausgesetzt. Funkanlagen und -sender, aber auch die Endgeräte selbst produzieren hochfrequente elektromagnetische Felder – und das fast rund um die Uhr.

Schwingende Wassermoleküle

Wassermoleküle nehmen bei 2,4 GHz die meiste Strahlung auf. Daher funktionieren Mikrowellenherde bei dieser Frequenz. Die Wassermoleküle beginnen zu schwingen und erwärmen sich dabei. Da der menschliche Körper etwa zu 70 Prozent (das Gehirn zu 90 Prozent) aus Wasser besteht, wird beim SAR-Test die mögliche Erwärmung durch Handystrahlung gemessen (➔ ab Seite 22).

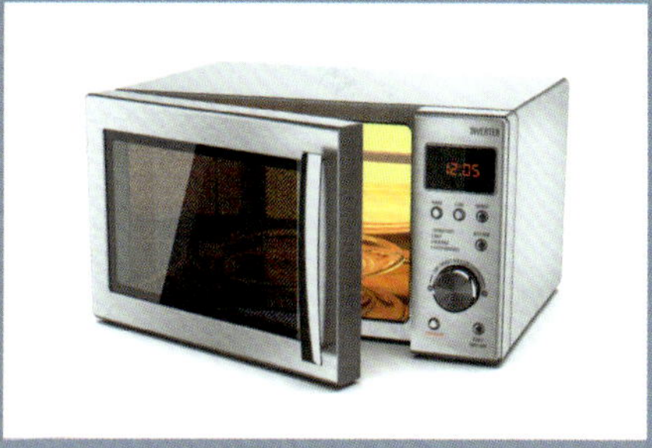

Mikrowellen

Als Mikrowellen werden elektromagnetische Strahlen mit einer Wellenlänge von 1–300 mm bezeichnet. Das entspricht einem Frequenzbereich von 300 bis 1 GHz. Der kurzwellige Bereich (4–10 mm, bis 80 GHz) soll zukünftig für den 5G-Ausbau des Mobilfunks eingesetzt werden. Der Bereich von 1–10 cm wird bereits für WLAN, bestimmte Radarsysteme und 5G (Versteigerung der 3,6 GHz-Frequenzen im März 2019) verwendet (➔ Kapitel 5G, ab Seite 28). In Mikrowellenherden wird üblicherweise die Frequenz von 2,45 GHz zur Erwärmung von Speisen verwendet.

Funkwellen

Im Wellenlängenbereich von 1 mm bis 10 km (300 GHz–30 Hz) sind über 100 Frequenzbereiche verschiedenen Funkdiensten zugeteilt (Flugfunk, -navigation und -radar, Seefunk, Amateurfunk, Wettersatelliten, Rundfunk, Fernsehen etc.).

Frequenzbereiche Mobilfunk

Generation	Netz	Frequenz	Wellenlänge	Bereich
1G	A-Netz	156–174 MHz	1,7–1,9 m	
	B-Netz	148–163 MHz	1,8–2 m	Funkwellen
	C-Netz	451–466 MHz	64–66 cm	
2G	D-Netz GSM	900 MHz	33,3 cm	
	E-Netz GSM	1800 MHz	16,6 cm	
3G	UMTS	2100 MHz	14,3 cm	Mikrowellen
4G	LTE	700–2.600 MHz	11,5–42 cm	
5G	Stufe 1	2,0 bis 3,8 GHz	8–15 cm	
	Stufe 2	20–80 GHz	0,4–1,5 cm	

STROM VERURSACHT NIEDERFREQUENTE ELEKTROMAGNETISCHE WELLEN

Niederfrequente elektromagnetische Wellen entstehen überall dort, wo Strom erzeugt, transportiert oder verwendet wird. In Europa hat Haushalts-Wechselstrom 50 Hz – das bedeutet, dass er fünfzigmal in der Sekunde umgepolt wird (Pluspol und Minuspol wechseln) und eine Spannung von 230 Volt. Strom für den Bahnverkehr hat 16,67 Hz.

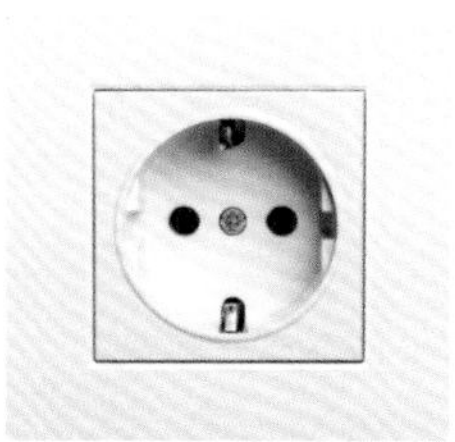

↑ Kabel, Steckdosen und Schalter produzieren elektrische Felder.

Niederfrequente elektrische Wechselfelder

Ein elektrisches Wechselfeld entsteht, wenn Spannung anliegt – also dort, wo ein Kabel oder Gerät mit dem Stromnetz verbunden ist und kein Strom fließt. Verursacher können Hochspannungsleitungen, Stromkabel, Steckdosen, Schalter, Stromleitungen in Wänden, Überlandleitungen, Elektrogeräte außer Betrieb u. a. sein. Die Stärke elektrischer Felder wird in Spannung (Volt) pro Meter (V/m) angegeben.

Niederfrequente magnetische Wechselfelder

Sobald Strom fließt, entstehen magnetische Wechselfelder. Ihre Größe hängt von der Stromstärke ab. Verursacher sind Geräte im Betrieb, Trafostationen, in Geräten verbaute Trafos (z. B. Radiowecker, Niedervoltlampen), Heizkissen, beheizbare Wasserbetten, Kochplatten, Küchengeräte, Nähmaschinen, Bohrmaschinen etc. Eine starke Quelle für magnetische Wechselfelder sind Induktionsherde. Die magnetische Flussdichte beschreibt das Magnetfeld, das entsteht, wenn Strom fließt, sie wird in Nanotesla (nT) gemessen. Die Stärke magnetischer Felder (Feldstärke) wird in Stromstärke (Ampere) pro Meter (A/m) angegeben.

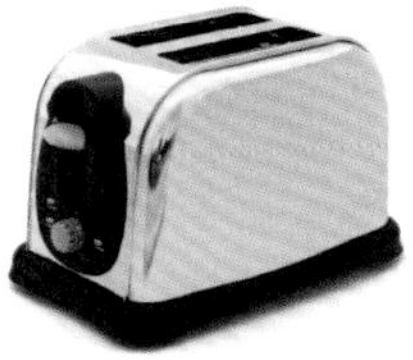

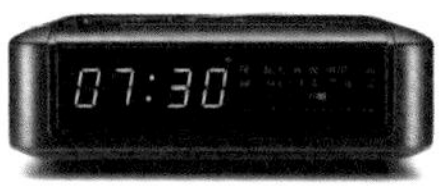

↑ Geräte, die Strom verwenden, produzieren magnetische Felder.

Erdstrahlen

In diesem Kapitel erfahren Sie, was Erdstrahlen sind und wie sie entstehen. Da Erdstrahlen (noch) nicht mit physikalischen Messgeräten erfasst werden können, werden sie von manchen Menschen als esoterisch eingestuft. Empirisch besteht ein deutlicher Zusammenhang zwischen medizinisch erfassbaren Krankheitssymptomen und dem Vorhandensein von geopathischen Störfeldern.

AUFBAU DER ERDE

Unser Planet ist in verschiedenen Schichten aufgebaut. Im Zentrum der Erde (in ca. 6.380 Kilometern Tiefe) befindet sich der **Erdkern.** Bei Temperaturen von etwa 6.000 °C herrscht ein Druck von 3,5 Millionen Bar. Deshalb bilden Nickel und Eisen, die an der Erdoberfläche bei einer Temperatur von 5.000 °C

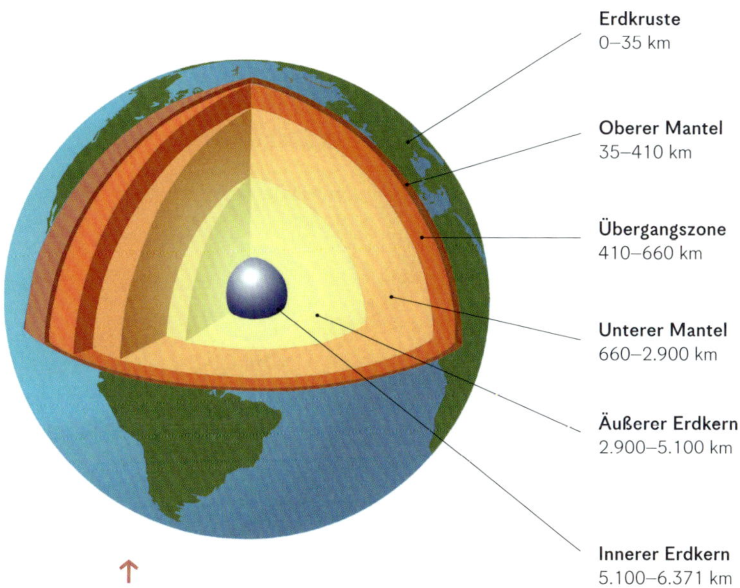

↑
Aufbau der Erde in Schichten

gasförmig wären, hier eine feste Metallkugel. Die Hitze im inneren Erdkern entsteht durch den radioaktiven Zerfall von Elementen und sorgt für eine ständige Bewegung des Magmas ebenso wie für die Rotationsbewegung der Erde.

Um den Erdkern liegt der **Erdmantel.** Der untere Mantelbereich reicht ungefähr 2.900 Kilometer tief ins Erdinnere. Die Temperatur beträgt in diesem Bereich noch circa 2.700 °C. Im Erdmantel steigt erhitztes Gesteinsmaterial zur Erdkruste auf, kühlt ab und sinkt wieder. Heiße Gesteinsmassen können bis zu drei Zentimeter pro Jahr aufsteigen, wodurch die Kontinentalplatten in der Erdkruste bewegt werden. Die Drift der Kontinente, die Auffaltung von Gebirgen und auch viele Vulkanausbrüche werden dadurch verursacht. Der obere Mantelbereich ist etwa 660 Kilometer tief.

Wir leben auf der dünnsten äußeren Schicht, der sogenannten **Erdkruste,** die je nach Ort und geologischer Formation zehn bis ungefähr 30 Kilometer dick ist.

Die Magnetosphäre der Erde – ein unsichtbarer Schutzschild

Die Rotation des Eisenkerns erzeugt das Erdmagnetfeld, das die Erde vor kosmischer Strahlung schützt. Die Magnetfeldlinien ziehen sich in Nord-Süd- sowie West-Ost-Richtung und dazu noch einmal diagonal um den Globus.

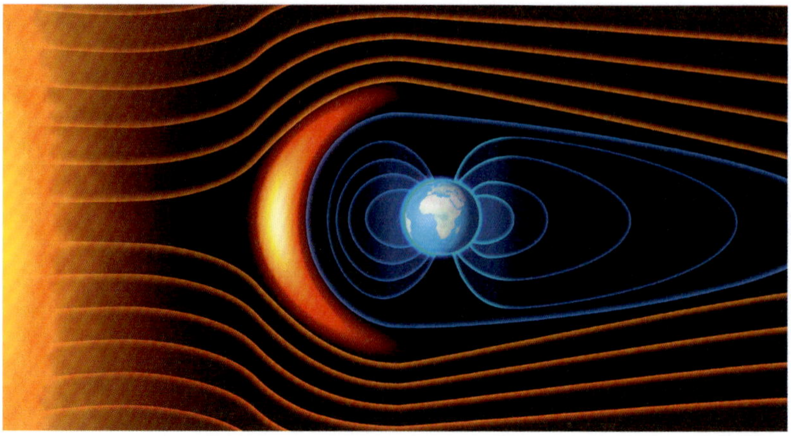

→ Das Erdmagnetfeld schützt uns vor kosmischer Strahlung.

Polarlichter – eine mag(net)ische Erfahrung

In den Polarregionen, wo die Magnetfeldlinien die Atmosphäre durchdringen, wird kosmische Strahlung sichtbar.

Polarlichter erscheinen synchron sowohl in nördlichen Breiten als auch auf der Südhalbkugel. Ihre Geschichte beginnt auf der Sonne: Diese ist wie ein gigantisches Kraftwerk, das seine Energie im Kern produziert. Hier beträgt die Temperatur über 14 Millionen °C und der Druck ist so hoch, dass Wasserstoffatome zu einem neuen Element verschmelzen – zu Helium. Diese Kernreaktion setzt Energie frei. In der äußeren Schicht bewegt sich die Hitze in großen Wirbeln. Sonnenflecken entstehen, wenn sich ein starkes magnetisches Feld im Sonneninneren durch die Oberfläche nach außen drückt und dadurch das Austreten von Sonnenlicht verhindert. Ein Sonnenfleck kann ein paar Stunden aktiv sein oder auch mehrere Monate. Alle elf Jahre geht die Sonne durch eine Phase hoher Aktivität, das sogenannte Aktivitätsmaximum. Ungefähr fünf Jahre später folgt eine ruhige Phase, das Aktivitätsminimum.

Die Polarlichter entstehen, wenn elektrisch geladene Teilchen des Sonnenwindes auf Sauerstoff- und Stickstoffatome in den oberen Schichten der Erdatmosphäre treffen. Die darin enthaltenen Elektronen werden in einen höheren Energiezustand gehoben. Wenn sie wieder in den ursprünglichen Zustand zurückfallen, wird Energie in Form von Licht frei.

Polarlichter entstehen zeitgleich über dem Nord- und Südpol.
↓

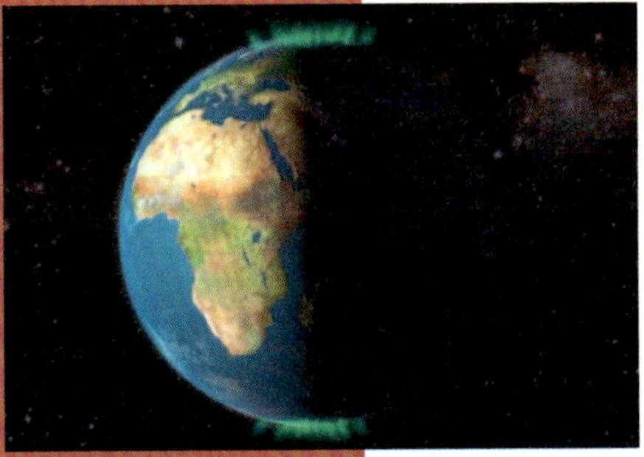

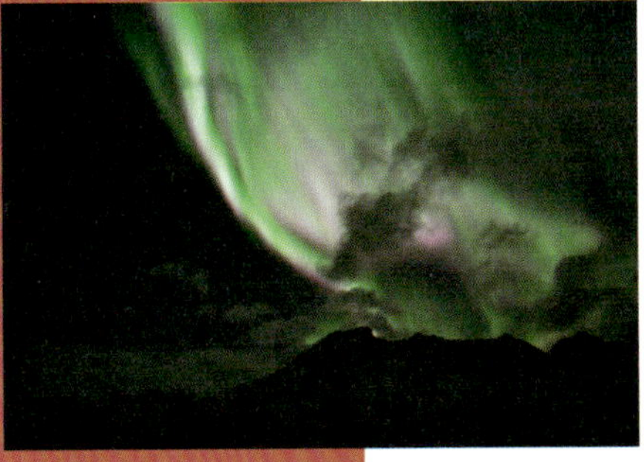

Die Magnetfeldlinien bilden das Global- bzw. Currygitter (➔ ab Seite 108). Strahlende Teilchen, die von der Sonne, der Milchstraße und fernen Galaxien hierher gelangen und so viel Energie besitzen, dass sie das Leben auf der Erde zerstören könnten, werden entlang der Magnetfeldlinien oder Gitternetze abgelenkt und ins All geleitet. An den magnetischen Polen können sie aber zur Erde gelangen.

Die Ionosphäre – hier wird kommuniziert

Innerhalb der Magnetosphäre liegt die Atmosphäre, die gasförmige Hülle unseren Planeten. Ihr äußerer Bereich, der in etwa 80 Kilometer Höhe beginnt, wird Ionosphäre genannt. Er enthält viele Elektronen und Ionen, weshalb er Plasmaeigenschaften besitzt und wie ein elektrischer Leiter funktioniert. Funkwellen werden in dieser Schicht verbreitet. Die Ionosphäre ist kein starres Gebilde: Wie es im Meer Strömungen gibt, treten hier – abhängig von der Tageszeit – geladene Ströme, sogenannte Elektrojets, auf. Diese beeinflussen das Wettergeschehen unseres Planeten.

Der Bereich bis 80 Kilometer Höhe enthält keine freien Ladungen und wird als **Neutrosphäre** bezeichnet.

Plasma

Plasma wird als der vierte Aggregatzustand der Materie bezeichnet. Es ist ein Gas, das durch die hohe Konzentration an geladenen Teilchen elektrische Ströme transportiert. In der Ionosphäre entsteht Plasma durch den Sonnenwind und kosmischen Teilchenbeschuss.

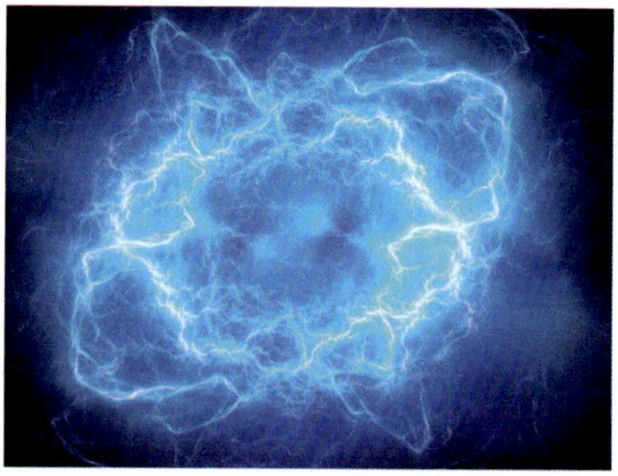

NATÜRLICHE STÖRZONEN DER ERDE

Zurzeit sind 118 chemische Elemente bekannt, von denen 80 stabile und 14 radioaktive natürlich vorkommen. Alle weiteren Elemente sind radioaktiv und werden künstlich erzeugt. Nur 17 Elemente zählen zu den Nicht-Metallen. Die kleinste Einheit eines chemischen Elements ist ein Atom. Jedes Atom hat eine eigene Elektrizität und ein Magnetfeld.

Atomkerne verschiedener Elemente strahlen verschieden – eine Zusammenballung von Atomen zu Molekülen und deren Verkettung zu größeren Einheiten vergrößert die Strahlung. Prinzipiell gilt: Je dichter die Materie ist, umso größer sind ihre Strahlung und ihr Magnetfeld. Außerdem gibt es leitende und nicht-leitende Materialien, magnetische und neutrale. Je nach Legierung und Zusammensetzung können sich der Magnetismus bzw. die Strahlung aufheben.

Echt reizend!

Erdstrahlen werden in Reizeinheiten (RE) gemessen. Die Werte außerhalb von Störzonen liegen generell bei ca. 500 bis 1.000 RE. In extremen Störbereichen können Werte von 5.000 RE gemessen werden. 400 RE sind für unser Wohlbefinden wichtig – sie sorgen bei Tag für Energie und bei Nacht für Entspannung.

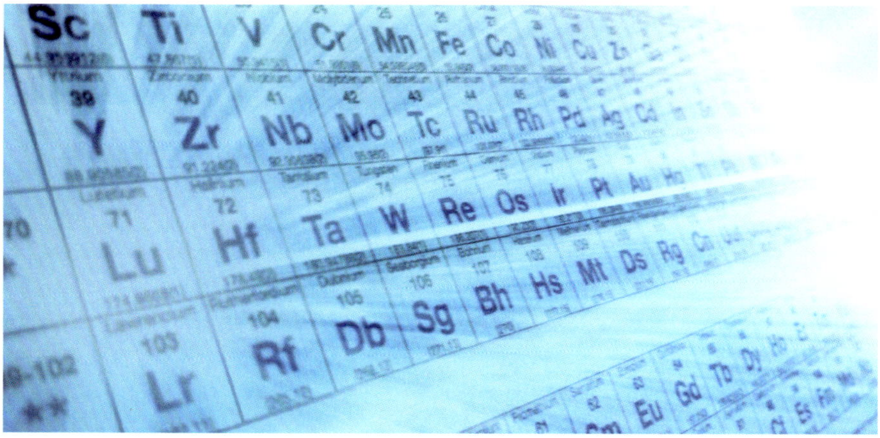

↑ Das Periodensystem der Elemente

Die Erde als Materialblock mit einem Durchmesser von 12.700 Kilometern enthält eine Vielzahl von Mineralien und Metallen, die wie die Jahresringe eines Baumes übereinander geschichtet sind. In der Erdkruste verschieben sich die Kontinentalplatten gegeneinander – und so werden verschiedene Atom- und Molekularstrukturen zusammengepresst, die unterschiedliche Arten von Strahlung freisetzen können. Außerdem können sich in Hohlräumen Gase sammeln, wie z. B. Radon. Auch Metalle und Mineralien können aus der Tiefe ihre Strahlungen an die Oberfläche schicken.

Es gibt vier verschiedene Ursachen für Erdstrahlen:

- Wasseradern
- Verwerfungen
- Brüche
- Magnetfeldlinien

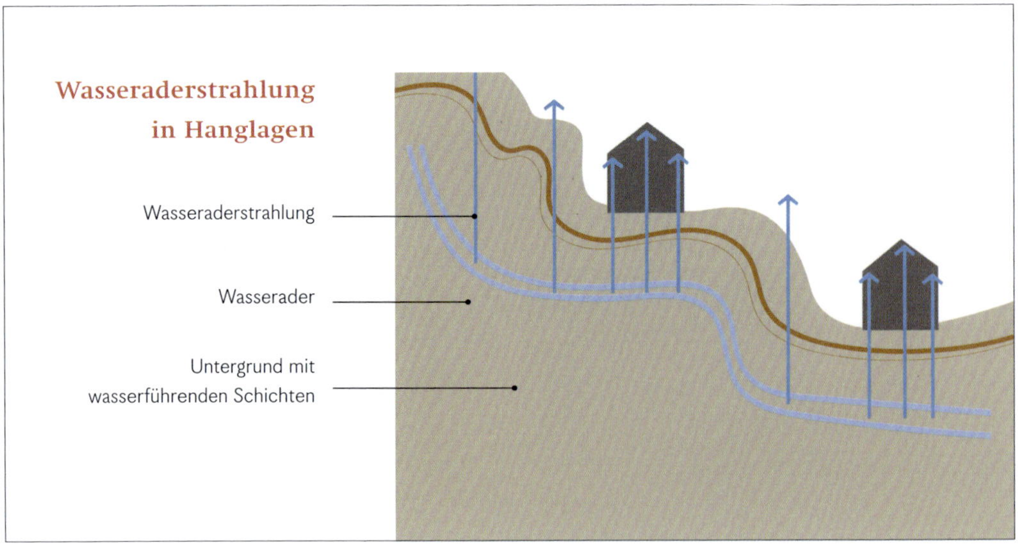

Wasseradern

Wasser bahnt sich unterirdisch seinen Weg. Dabei entsteht – je nach Strömungsgeschwindigkeit, gelösten Salzen (Ionen) und Druck, mit dem das Wasser durch den Untergrund fließt – eine mehr oder weniger starke Abstrahlung. Die Reizstärke ist abhängig von der Fließgeschwindigkeit, der Wassermenge, der Beschaffenheit der geologischen Schichten und wird durch gelöste Salze und Spurenelemente (Eisen, Zink, Kupfer etc.) im Boden zusätzlich erhöht. Die Versorgung mit Wasser ist für unser Leben wichtig, aber unterirdische Wasseradern sind meist problematisch – in der Praxis sind Messungen von über 2.000 Reizeinheiten keine Seltenheit.

Verwerfungen

Moränen der Eiszeit bestehen aus verwirbelten Erdschichten mit Spuren verschiedener Metalle, die mit ungeheurem Druck ineinandergepresst wurden. Der so entstandene „elektrische Reaktor“ erzeugt je nach Feuchtigkeit stärkere oder schwächere Störfelder. Verwerfungen finden sich meist im hügeligen Gelände, Vorgebirge und im Alpenraum.

Verwerfungsstrahlung

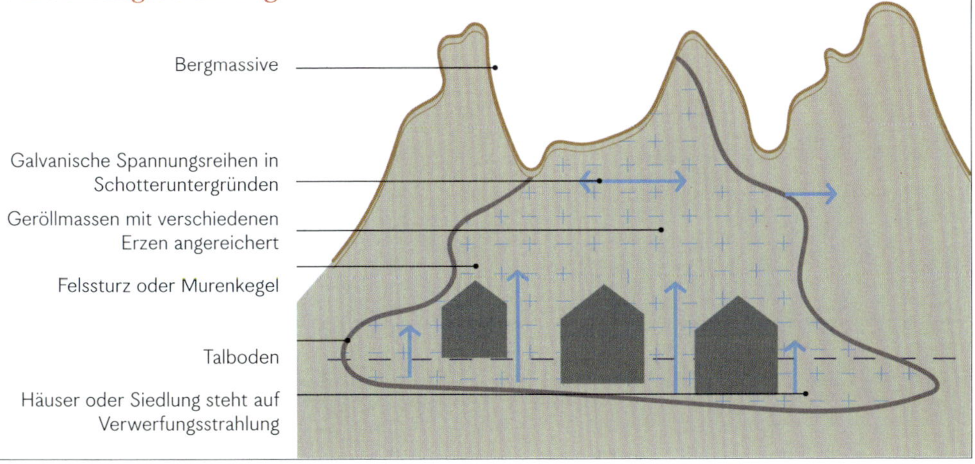

Brüche

Durch Verschieben von Gesteinsschichten gegeneinander wird der gleiche Effekt wie bei der Verwerfung erzeugt. Zusätzlich können austretende Gase wie z. B. Radon Gesundheitsschäden verursachen.

Bruch

Strahlungsentstehung durch galvanische Reaktionen im Erdreich: Verschiedene Elemente reagieren miteinander.

→

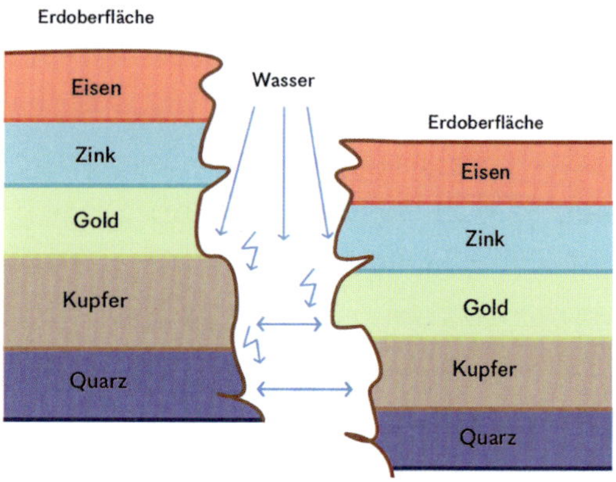

Magnetfeldlinien

In den 1960er und 1970er Jahren haben die beiden Mediziner und Wissenschaftler Ernst Hartman (1915–1992) und Manfred Curry (1899–1953) die Zusammenhänge zwischen Krankheiten und Gitternetzlinien erforscht. Sie waren die Namensgeber des uns heute bekannten „Hartmanngitters“ bzw. „Currygitters“.

Das Global- bzw. Hartmanngitter

Ernst Hartmann beschrieb 1964 erstmals in seinem Buch „Krankheit als Standortproblem“ ein natürliches, rechteckiges, erdmagnetisches Gitternetz aus sogenannten Reizstreifen, das wie die Längen- und Breitengrade in Nord-Süd- und Ost-West-Richtung um den gesamten Globus verläuft. Im Mittel beträgt der Abstand zwischen den Streifen 2,5 bis 4 Meter. Die Linien können in ihrer Richtung um bis zu zehn Grad abweichen. Die Strahlung ist 30 Zentimeter breit und hat 700 Reizeinheiten, die sich in Kreuzungen (sogenannten „Krebspunkten“) auf 1.400 Reizeinheiten verdoppeln. Unsere Wohnungen werden also von dieser Strahlung „durchkreuzt“, was besonders im Schlafbereich kritisch ist.

Das Diagonal- bzw. Currygitter

Manfred Curry entdeckte 1952 das Diagonalgitter, das nach ihm auch „Currygitter“ genannt wird. Es handelt sich dabei um ein weiteres globales Netz, das etwa um 45 Grad diagonal versetzt zum Globalgitter verläuft. Seine Maschengröße liegt wie jene des Globalgitters ebenfalls bei circa 2,5 x 4 Metern. Die Strahlungsbreite beträgt auch hier 30 Zentimeter. An Kreuzungspunkten des Diagonalgitters kommt es bei längerer Exposition vermehrt zu degenerativen Zellveränderungen.

Gitternetze lassen sich (noch) nicht mit physikalischen Geräten messen, verändern aber das Magnetfeld, was auf dem Kompass sichtbar wird – die Nadel zeigt nicht mehr in Nord-Süd-Richtung. Manchmal reagieren Menschen auf die dauerhafte Strahlung zuerst mit Unwohlsein, Aggressivität, Depressionen, unruhigem Schlaf, Kopfschmerzen, Herzklopfen, Gliederschmerzen aller Art oder Schmerzen im Brust- oder Bauchbereich. Bei Dauerbelastung können Allergien, undefinierbare Schmerzen, schwere chronische Erkrankungen und Krebs auftreten.

Allen Gitternetzen wird eine hohe Wahrscheinlichkeit bei der Entstehung von Krebs zugerechnet: Bei Blindmessungen gibt es eine Trefferquote von 80 Prozent zwischen dem Krebsbefund in einer Körperregion und dem Vorhandensein eines Kreuzungspunktes von Gitternetzlinien an der entsprechenden Stelle im Bett.

Hartmann- oder Globalgitter ↓

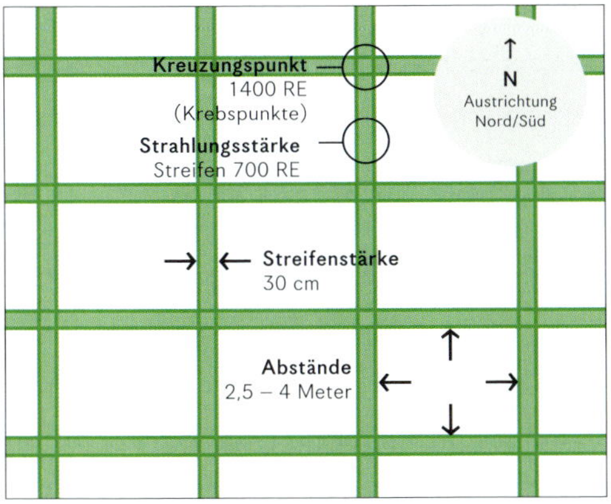

Currygitter ↓

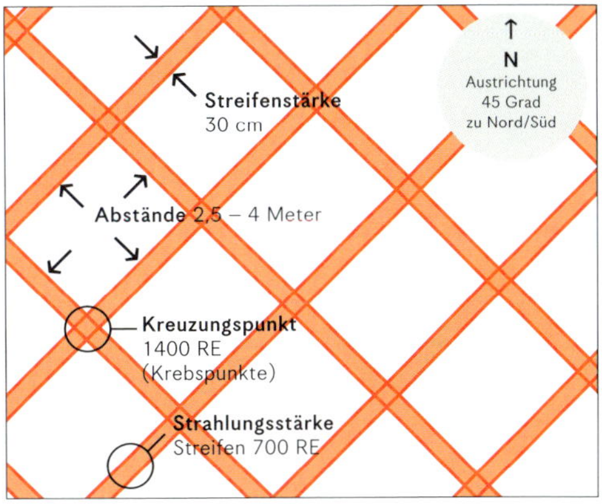

Geo-biologie

Die Geobiologie verknüpft die Erkenntnisse der Geowissenschaften und Biologie miteinander. Sie beschäftigt sich mit der Entstehung, Entwicklung und Veränderung der Erde in Interaktion mit den auf ihr lebenden Organismen.

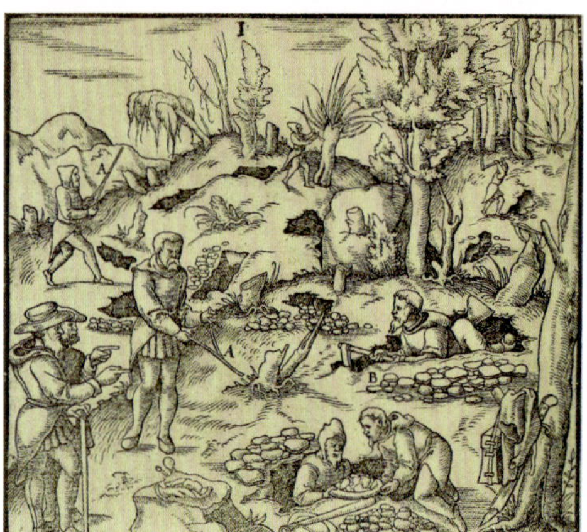

↑ Mithilfe von Wünschelruten wurden früher Erze aufgespürt.

RADIÄSTHESIE

Zu Zeiten, in denen noch nicht alles „messbar“ war und die Menschen unmittelbar mit der Natur lebten, war es üblich, Standorte für Häuser, Kultplätze und Brunnen mithilfe von Ruten und Pendeln zu orten. Die Fähigkeit, Erze und Metalle, Wasseradern, geologische Verwerfungen oder verborgene Gegenstände im Erdreich wahrzunehmen, wird Radiästhesie genannt. Es handelt sich um ein historisch belegtes, weit in die Vergangenheit zurückreichendes Können. Alle Hochkulturen, wie Sumerer, Ägypter, Chaldäer, Hebräer, indische Brahmanen, Kelten, Griechen, Germanen oder Römer, hatten Rutengänger unter ihren Priestern oder Führern – Menschen, die die Fähigkeiten besaßen, Wasser, Kraftorte für Tempel oder Kirchen und gesunde Schlafplätze zu finden. Im Mittelalter bedienten sich auch Könige und Herzöge der Rutengänger, um unter der Erde liegende Mineralien oder Erze aufzuspüren und damit Kriege zu finanzieren.

Bis Anfang des 19. Jahrhunderts war jedem Landwirt der Umgang mit der Rute eine Selbstverständlichkeit, denn nur so konnten die Wasserquellen für das Haus aufgefunden und die Wasserstellen für das Vieh geschlagen werden. Die Technik des Rutengehens wurde dabei vom Vater an den Sohn und somit von Generation zu Generation weitergegeben. Bis heute sind 70 Prozent der Höfe im Alpenraum nicht an die öffentliche Wasserversorgung angeschlossen. Doch das Wissen um das Wünschelrutengehen geriet langsam in Vergessenheit. Dabei ist diese Fähigkeit so leicht erlernbar wie Fahrradfahren (➔ ab Seite 38). Übrigens: Auch Albert Einstein war ein begnadeter Rutengänger.

Mittlerweile gehört die Lösung gesundheitlicher Probleme zur wichtigsten Aufgabe der Geobiologie bzw. medizinischen Radiästhesie. Bei schlimmen Diagnosen wie Krebs oder chronischen Erkrankungen empfiehlt es sich in jedem Fall, die Lebensbereiche auf Erdstrahlen untersuchen zu lassen und gegebenenfalls Maßnahmen zur Abschirmung oder Umstellung von Betten, Sofas und Arbeitsplätzen vorzunehmen.

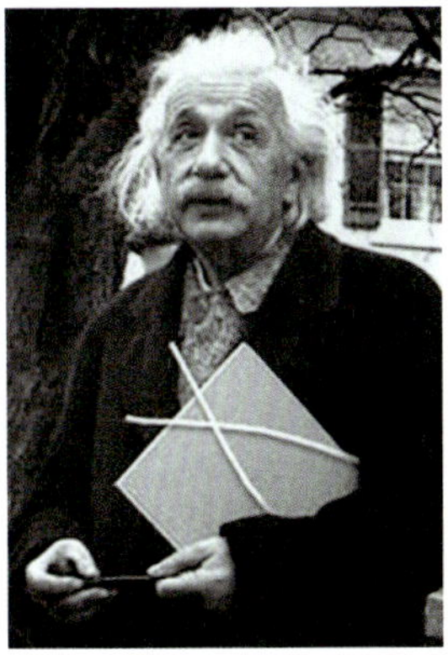

↑
Albert Einstein
mit Wünschelrute

So werden Erdstrahlen sichtbar

Natürliche Anzeichen

Strahlung ist unsichtbar, aber sie hinterlässt Spuren in der Landschaft und an lebenden Organismen. Natürliche Anzeichen sind ein verzögertes oder gestörtes Pflanzenwachstum, ausbleibende oder deformierte Früchte sowie ein ungewöhnliches Verhalten, Krankheiten und Wachstumsstörungen bei Tieren. Empirische Anzeichen wurden schon von Agricola, dem Begründer der modernen Geologie aus dem 16. Jahrhundert, als Indizien für Erzgänge beschrieben. Jahrhundertealtes Erfahrungsgut findet sich auch in Sprichwörtern wieder. Ein Beispiel: „Eichen sollst du weichen, Buchen sollst du suchen.“ Bei Gewitter sollte man zwar einzeln stehende, hohe Bäume in jedem Fall meiden, aber in Bezug auf Erdstrahlen gibt der Spruch wichtige Auskünfte.

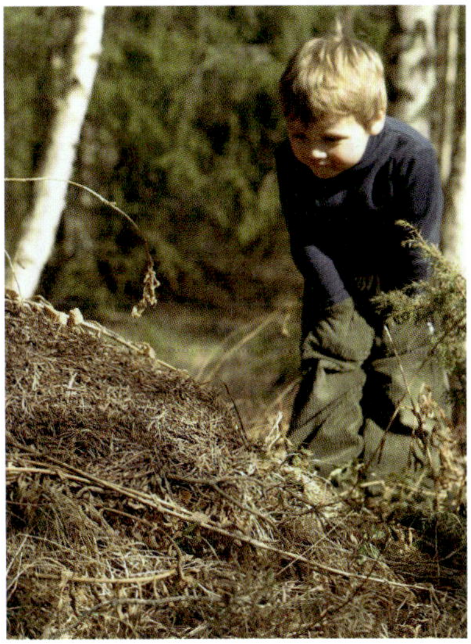

↑
Wirkung von Strahlung auf Pflanzen: Ein Ameisenhaufen als „Strahlensucher“.

In der Tier- und Pflanzenwelt gibt es „Strahlensucher“ und „Strahlenflüchter“. Zu Ersteren zählen Pflanzen und Tiere, denen diese Strahlen nicht schaden, sondern sogar guttun – aus dem Tierreich sind das z. B. Katzen, Bienen, Ameisen oder Biber. Dagegen werden Hunde, Pferde, Schweine und Hühner als „Strahlenflüchter“ eingestuft.

Indikatoren für Erdstrahlen bei Pflanzen und Tieren

PFLANZEN		TIERE	
Strahlensucher	**Strahlenflüchter**	**Strahlensucher**	**Strahlenflüchter**
Eiche	Buche	Katze	Hund
Fichte	Linde	Ameise	Pferd
Weide	Nussbaum	Biene	Rind
Mistel	Flieder	Mückenschwärme	Schwalbe
Pilze	Rosen	Maulwurf	Storch
		Ringelnatter	Schwein
		Biber	Huhn

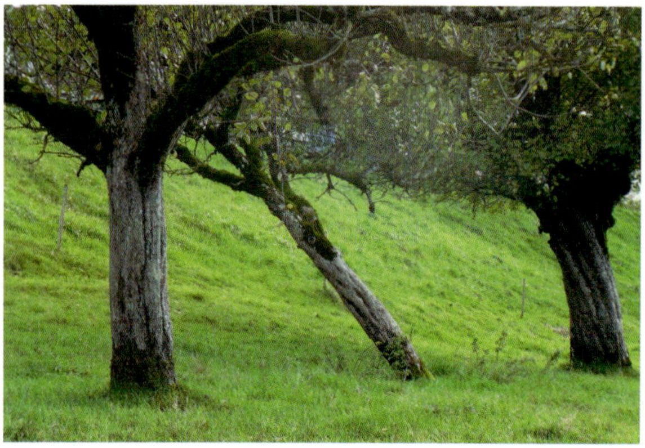

↑ Strahlenzeiger: Schräg wachsende Bäume, Baumkrebs →

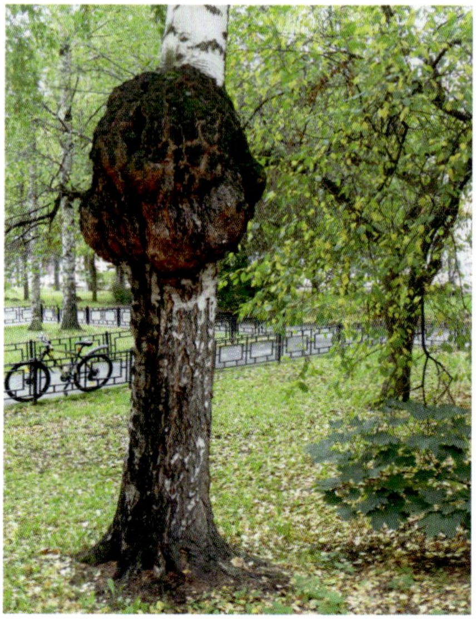

Warum sind Erdstrahlen gefährlich?

Für alle Strahlen gilt:

Strahlungsintensität x Bestrahlungsdauer x Konstitution des Patienten = Erkrankungsrisiko

Verglichen mit gesunden Zellen benötigt eine Krebszelle die siebenfache Energie zum Wachsen. Kreuzungspunkte der Netzstrahlungen oder Netzstreifen in Überlagerung mit starken Wasseradern liefern die dafür benötigte Energie. Außerdem irritieren sie das natürliche Immunsystem, das nicht mehr regulierend in Veränderungen des Zellgeschehens eingreifen kann – Krebs kann die Folge sein. Weniger als 400 Reizeinheiten (RE) stören das Wohlbefinden eines Menschen (dies kann durch zu starke Abschirmung vorkommen).
400 bis 600 RE sind gut verträgliche Werte. 700 bis 1.300 RE führen zu leichten Gesundheitsproblemen wie Bandscheibenproblemen, übermäßigem Verschleiß, Unwohlsein. 1.400 bis 2.800 RE bewirken Gewebeschäden bis hin zu Krebs, psychosomatische Erkrankungen, vegetative Dystonien, Schlafstörungen, Schmerzen, Fehlgeburten etc. 2.800 bis 3.800 RE verursachen Knochenkrankheiten, Depressionen, Unfruchtbarkeit. Ab 3.800 RE hilft keine Abschirmung mehr.

Aufspüren von Störzonen mit der Wünschelrute

Mit rechtwinkling abgebogenen Schweißdrähten können auch viele Nicht-Fachleute Erdstrahlen in ihrem Umfeld aufspüren – Sie brauchen dazu lediglich einen adaptierten Drahtkleiderbügel (➔ Seite 38, 39). Probieren Sie es aus!

Anhang

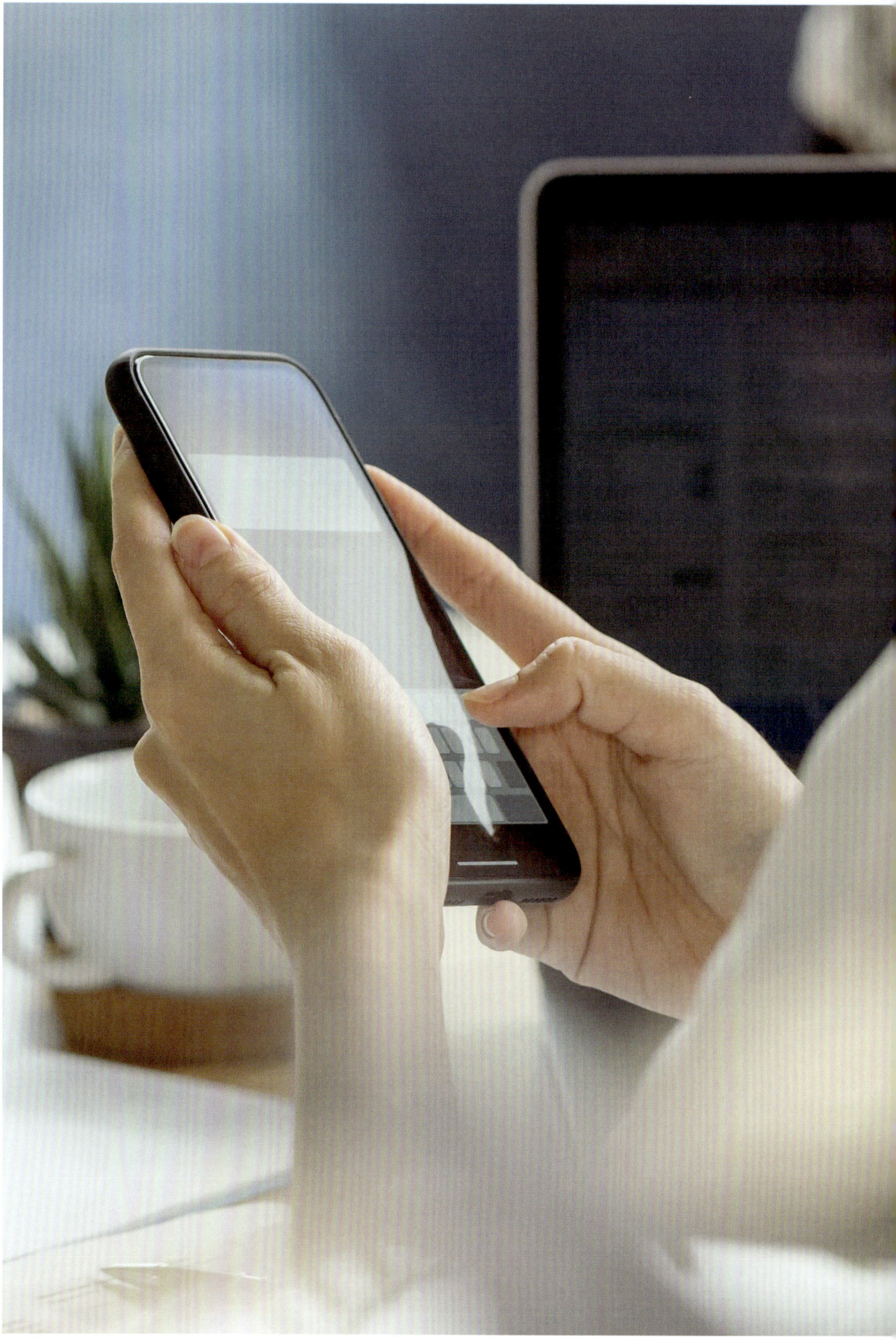

IM TEXT ZITIERTE QUELLEN

1 BUND (o. J.)
2 Brandt (2019)
3 diagnose:funk (2019), ergänzt
4 diagnose:funk (2019)
5 diagnose:funk (2019)
6 ICNIRP (1998)
7 WHO (2003)
8 https://www.5gspaceappeal.org/the-appeal [abgerufen am 23.4.2019]
9 Pall (2019)
10 Zentrum der Gesundheit (2019)
11 DAK Gesundheitsreport S.117 (2017)
12 Sellman (2019)
13 Pall (2019)
14 Pall (2019)
15 Sellman (2019)
16 Bergmann (2016)
17 Passauer Neue Presse (2019)
18 Focus (2019)
19 Pall (2019)
20 Weiner (2019)
21 A1 Redaktion (2019) https://www.a1.net/BusinessChange/pd/5g-mobilfunk-der-zukunft/
22 BUND (2012)
23 https://geogis.ages.at/GEOGIS_RADON.html
24 Zentrum der Gesundheit (2019)
25 Knight (2000)
26 Ärztekammer Wien (2018)
27 Reinhardt (2017)
28 Ärztekammer Wien (2018)
29 Kompetenzinitiative (2018)
30 Divan (2012)
31 Kompetenzinitiative (2018)
32 BUND (2018)
33 RTL (2017)
34 Konsumenteninfo AG (2014)
35 Wikipedia # Radonbelastung
36 https://geogis.ages.at/GEOGIS_RADON.html

VERWENDETE LITERATUR

A1 Redaktion (2019): https://www.a1.net/BusinessChange/pd/5g-mobilfunk-der-zukunft/ [abgerufen am 15.4.2019]

Appell gegen 5 G (2019): https://www.5gspaceappeal.org/the-appeal [abgerufen am 23.4.2019]

Ärztekammer Wien: Strahlende Informationen. 10 medizinische Handyregeln. Wartezimmerplakat, 2018. Pdf: https://www.aekwien.at/documents/4771581/21920017/Folder+Strahlende+Informationen+-+10+Medizinische+Handy-Regeln/ad3b136a-4485-4a98-8b11-474e0878f765?version=1.3&t=1542706044000

Bergmann, Wolf: Mikrowellensyndrom – Ein Überblick, 2016. http://www.wolfbergmann.de/Mikrowellensyndrom.pdf [abgerufen am 27.4.2019]

BMU (Deutsches Bundesministerium für Umwelt, Naturschutz und nukleare Sicherheit): Niederfrequente Felder, 2014, https://www.bmu.de/themen/atomenergie-strahlenschutz/strahlenschutz/nieder-und-hochfrequenz/niederfrequente-felder/ [abgerufen am 9.5.2019]

Brandt, Mathias: Statistik der Woche: Smartphones in Deutschland (26.2.2019) in: Technology Review, https://www.heise.de/tr/artikel/Statistik-der-Woche-Smartphones-in-Deutschland-4318411.html [abgerufen am 2.5.2019]

Bund für Umwelt und Naturschutz Deutschland (BUND): Elektrosmog: Ungebremstes Wachstum (o. J.) https://www.bund.net/ressourcen-technik/elektrosmog/ [abgerufen am 29.4.2019]

Bund für Umwelt und Naturschutz Deutschland (BUND): Für zukunftsfähige Funktechnologien. Begründungen und Forderungen zur Begrenzung der Gefahren und Risiken durch hochfrequente elektromagnetische Felder, Positionen 46, 2008.

Bund für Umwelt und Naturschutz Deutschland (BUND): Schutz vor niederfrequenten magnetischen Wechselfeldern bei Hochspannungs-Freileitungen und Erdkabeln, 2012.

Bund für Umwelt und Naturschutz Deutschland (BUND): Mobilfunk im Kinderzimmer – eine kritische Betrachtung. Mit Hinweisen zum verantwortungsvollen Umgang, 2018.

DAK Gesundheitsreport, Hrsg. Andreas Storm, medhochzwei Verlag GmbH, 2017. https://www.umdenken.co/wp-content/uploads/2018/03/DAK_Gesundheitsreport_2017.pdf [abgerufen am 16.6.2019]

diagnose:funk: Grenzwertbluff: „Unbedenklich - die Grenzwerte werden eingehalten!" (25.3.2019), https://www.diagnose-funk.org/publikationen/artikel/detail&newsid=1375 [abgerufen am 8.4.2019]

Divan, HA et al: Cell phone use and behavioral problems in young children. J Epidemiol Community Health, 66(6), 2012

Focus: 5G: Ist die Strahlung gesundheitsschädlich? (8.4.2019) https://www.focus.de/wissen/natur/5g-ist-die-strahlung-gesundheitsschaedlich_id_10565226.html [abgerufen am 9.4.2019]

Granlund-Lind, R et al.: Computers and amalgam are the most common causes of hypersensitivity to electricity according to the sufferers' reports. In: Lakartidningen 2002; 99 (7):682–683

Gruber, Katharina: Schlafstörungen haben sich verfünffacht. (15.03.2018) https://science.orf.at/stories/2901158/ [abgerufen am 16.6.2019]

ICNIRP: Guidelines for limiting exposure to time-varying electric, magnetic, and electromagnetic fields (up to 300 GHz), Health Physics 74 (4): 494-522; 1998.
ICNIRP Statement: General Approach to Protection Against Non-Ionizing Radiation, 2002, Health Physics 82(4):540–548
Konsumenteninfo AG: k-Tipp – Der Elektrosmog fährt mit, 2014, https://www.ktipp.ch/artikel/d/der-elektrosmog-faehrt-mit/ [abgerufen am 17.6.2019]
Knight, Will: Hands-Free Mobiles Triple radiation risk, ZDNet November 2, 2000 (zitiert in ZdG 2019)
Kompetenzinitiative zum Schutz von Mensch, Umwelt und Demokratie: Medienkonsum und Mobilfunkstrahlung, 2018
Pall, Martin L.: 5G als ernste globale Herausforderung, 2019, Hrsg. Kompetenzinitiative zum Schutz von Mensch, Umwelt und Demokratie e.V., http://kompetenzinitiative.net/KIT/wp-content/uploads/2019/04/2019-03-RZ-pall-us1.jpg
Passauer Neue Presse (o. V.): Bundesamt: Vor 5G-Auktion weitere Forschung zu Strahlengefahr, 19.03.2019
Reinhardt, André: Smartphone-Apps: 60 von 90 Apps auf dem Handy sind Datenmüll, 2017, https://www.teltarif.de/apps-anzahl-nutzungsdauer-studie/news/68484.html [abgerufen am 7.5.2019]
RTL: Kopfschmerzen im Auto – woher kommt das? Sendung vom 31.10.2017, 15:34 Uhr. https://www.rtl.de/cms/kopfschmerzen-im-auto-wo-kommt-das-her-4131633.html [abgerufen am 29.4.2019]
Sellman, Sherill: Der gefährliche, unsichtbare Elektrosmog, 2019, https://www.zentrum-der-gesundheit.de/elektrosmog-ia.html
Warnke, Ulrich und Peter Hensinger: Mobilfunk-Nutzung fördert Stress und Burn-Out, 2013, pdf-Download https://www.diagnose-funk.org/publikationen/artikel/detail?newsid=336 [abgerufen am 5.5.2019]
Weiner, Ulrich: 5G – Was können wir tun? (2019) https://ul-we.de [abgerufen am 5.5.2019]
Wertheimer N, Leeper E: Electrical wiring configurations and childhood cancer. American Journal of Epidemiology (1979)
Wikipedia # Radonbelastung https://de.wikipedia.org/wiki/Radonbelastung [abgerufen am 5.5.2019]
World Health Organization (WHO): Was sind elektromagnetische Felder? Gesundheitliche Wirkungen im Überblick (o. J.) https://www.who.int/peh-emf/about/en/whatareemfgerman.pdf?ua=1 [abgerufen am 7.5.2019]
World Health Organization (WHO): Framework for Developing EMF Standards, International EMF Project World Health Organization, 2003.
Zentrum der Gesundheit (o. V.): Handy ja, Strahlung nein?, 2019, https://www.zentrum-der-gesundheit.de/handy-strahlung-ia.html#toc-handy-weg-vom-kopf [abgerufen am 5.5.2019]

STICHWORTVERZEICHNIS

Danke!

VIELEN DANK!

Viele Personen und Einrichtungen haben dazu beigetragen, dass dieses Buch geschrieben wurde:

- Die Raumausstatter-Erfahrungsaustauschgruppe Nagold und Dipl.-Hdl. Rüdiger Jung
- Wohnfloor Vertriebs-GesmbH
- Mag. art. Dr. Louise Kiesling
- Prof. Dipl.-Ing. Peter Pauli (Strahlenexperte)
- Joachim Kaiser (Baubiologe)
- Arthur Passler (Patentinhaber ZES-VISION)
- Ing. Günther Marent (Polarlichtfoto)
- GF Felix Gmeiner (Backhausen GmbH)
- Werner Hanisch (LEHA-Vorhangschienen)
- Henk Veldhuis (Texco Corporate Fashion GmbH)
- Sascha Hahnen (Geovital Akademie)
- Einrichtungsverbände Südbund und MZE

Kneipp Verlag:

- Ulli Zika
- Heidi Hölbling-Fellhuber

- Ursula Kothgasser (Layout)
- Dr. Sabrina Mašek (Co-Autorin)

- Meine Lebenspartnerin Doris Grasser und meine Familie

Allen danke ich dafür.

Ernst Schwarzhans

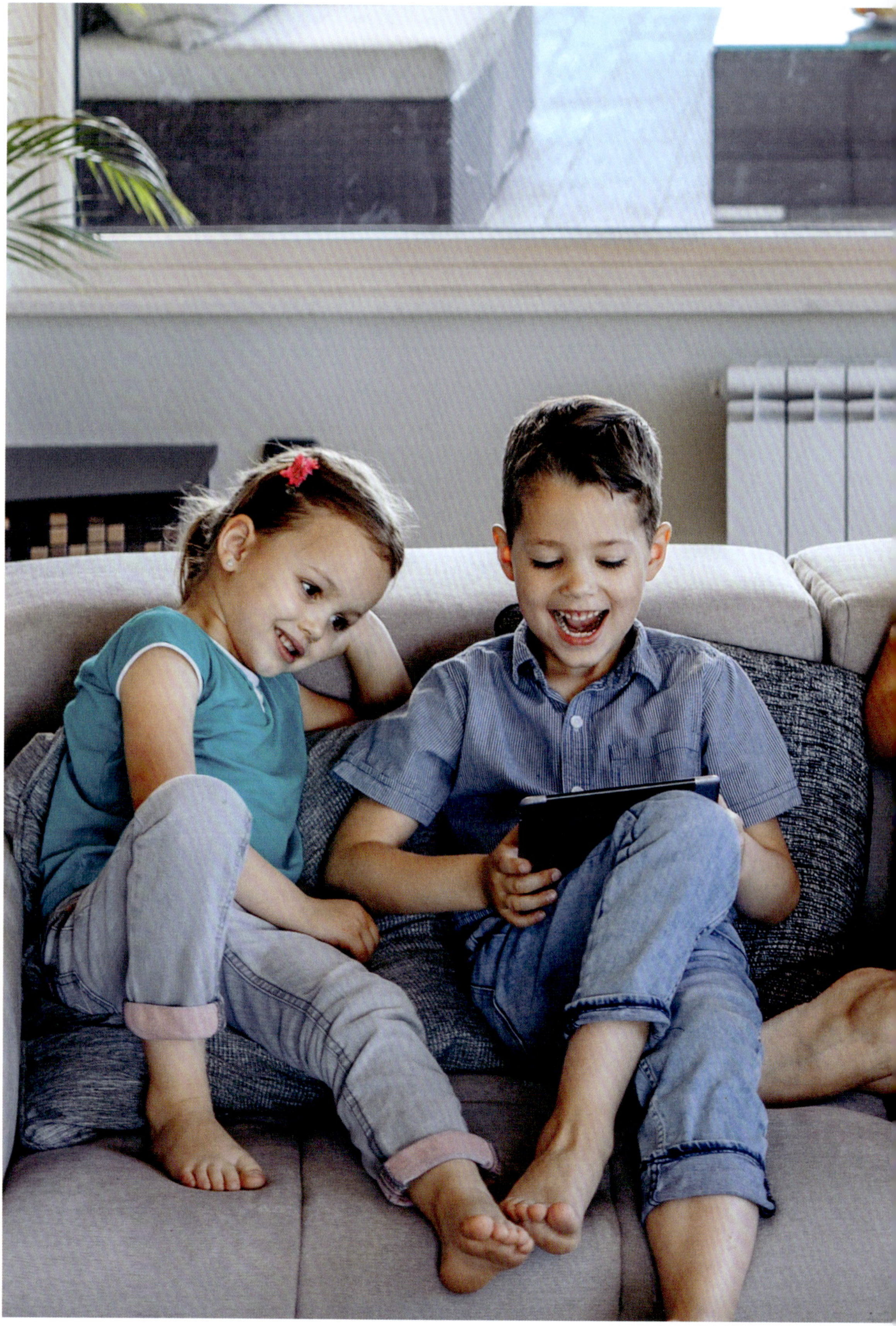

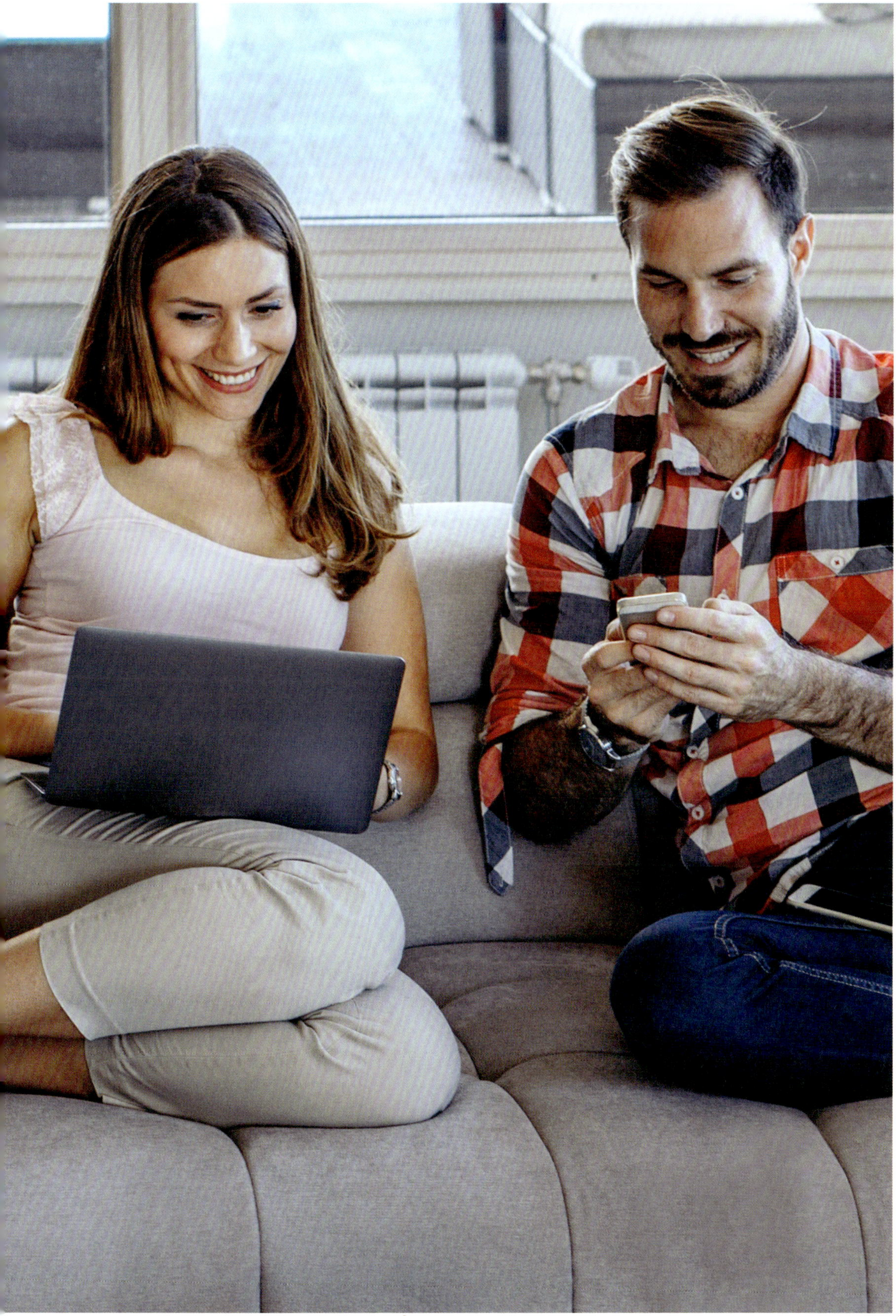

BILDNACHWEISE

Getty Images/iStockphoto: Klappe, v. und S. 16: kathykonkle, Hein Nouwens, fad1986, Olga Andreevna Shevchenko, Vasilina, ArnaPhoto, ttsz, S. 5: peterhowell, S. 8/9: Wavebreakmedia, S. 19: phalder, S. 21: Animaflora, S. 22: scanrail, S. 24: AntonioGuillem, S. 25: Christoph Burgstedt, S. 26: Ridofranz, S. 27: AndreyPopov, S. 30, o.: Iuliia Kanivets, S. 30, u.: PeopleImages, S. 31: ktsimage, S. 33: FamVeld, S. 41: SIphotography, S. 42 Chainarong Prasertthai, S. 52, o.: Francesco_Scatena, S. 52, u.: BrilliantEye, S. 57: simpson33, S. 60: AndreyPopov, S. 63: Eoneren, S. 66: Tetiana Soares, S. 68, u.: foment, S. 69: PeopleImages, S. 70, o.: Waldemarus, S. 70, u.: karelnoppe, S. 71 PeopleImages, S. 72: baloon111, S. 73: Imgorthand, S. 74: spyderskidoo, S. 75: Alex Potemkin, S. 88, S. 91: ake1150sb, S. 94, o.: Tjanze, u.: agcuesta, S. 96: ui00878, S. 97: Grassetto, S. 99, o. (Schalter): Grossistock, S. 99, o. (Steckdose): Azure-Dragon, S. 99, u.: (Toaster): JuTi, S. 99, u.: (Radiowecker): pacopole, S. 102: Naeblys, S: 104: sakkmesterke, S. 105: emyerson, S. 116: nathaphat, S. 124/125: skynesher

Ursula Kothgasser: Grafik S. 16 und Klappe; Grafiken S. 86, S. 87, S. 92

Ernst Schwarzhans: S. 34, S. 36, S. 37, S. 38, S. 44, S. 46, S. 48, S. 49, S. 50, S. 51, S. 54, S. 55, S. 80, o., S. 82, S. 83, S. 90, S. 106, S. 107, S. 108, S. 109, S. 111, u., S. 112

Arthur Passler/Wohnfloor: S. 56, S. 68, o.

Anja Koppitsch Photography/Wohnfloor: S. 79, S. 80, u., S. 81

Günther Marent/Wohnfloor: S. 103, u.

Mario Debortoli/Wohnfloor: S. 43

Dorothea Frühwirth/Wohnfloor: S. 39

LEHA GmbH: S. 64

Wikimedia Commons (Public Domain, gemeinfrei etc.):
S. 35, S. 101 (bearb. nach Jordens inre, Original Mats Halldin), S. 103 (NASA), S. 110, S. 111, o.

BUCHEMPFEHLUNGEN

Gesünder wohnen – besser leben. Ernst Schwarzhans, Kneipp Verlag

SWITCH OFF und hol dir dein Leben zurück –
Wie wir der digitalen Stressfalle entkommen. Monika Schmiderer, Knaur

DIE SUMME ALLER DINGE UND EINE ECHTE WELTNEUHEIT

Das Bett mit der bestmöglichen Strahlenschirmung, dem bestmöglichen Strahlenschutz durch teilweise patentierte Produkte – auf Wunsch nach Maß gefertigt und praktisch überall einsetzbar

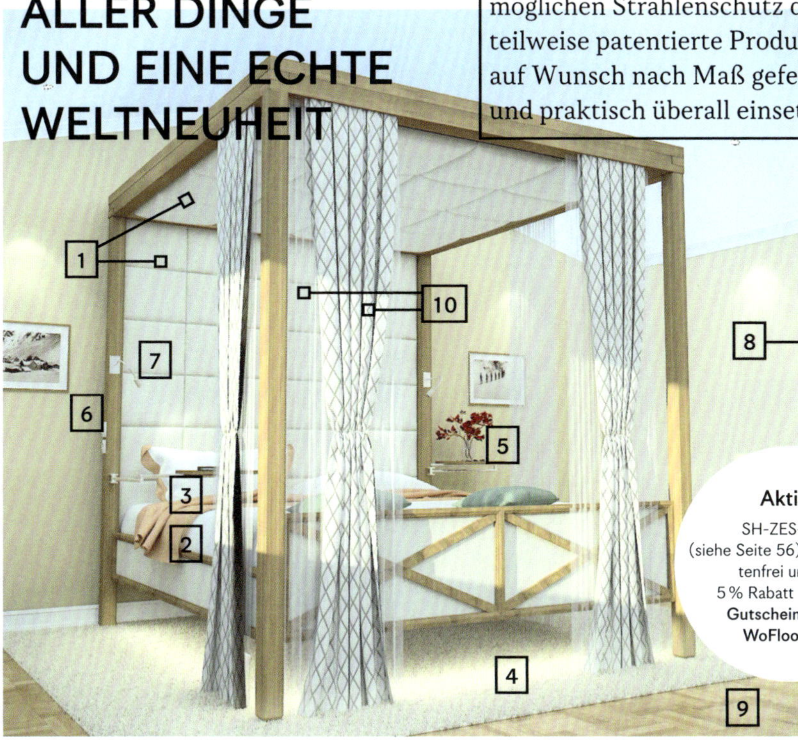

SH-research & development: Entwicklung von Lösungen durch Forschung für eine gesunde Wohn- und Schlafkultur

1 SH-Bettrückwand- und Deckenplattensysteme mit Schirmmaterialien (Stoffe, Gewebe, Füllmaterialien, Farbe) und Erdung – faradayscher Käfig (siehe Seite 48)
2 SH-Strahlenschutzsystem unter der Matratze (siehe Seite 54)
3 SH-Matratze mit ausgewählten Materialien
4 Patentierter SH-Auflage-Teppich bzw. SH-Verlege-Teppich mit Abschirmfunktion (siehe Seite 49)
5 Der bewegliche Nachttisch – und damit die Strahlung – kann samt dem Kabelsystem aus dem faradayschen Käfig „gedreht" werden.
6 Verkabelung/Kabelführung außerhalb des faradayschen Käfigs
7 LED-Leuchtsysteme mit geprüften EMV/EMF-Werten
8 Außerhalb des faradayschen Käfigs: Sicherungskasten mit SH-Netzfreischalter und SH-Grundlastwiderstand (siehe Seite 50)
9 Beim Austausch des Bodens: SH-Abschirmgewebe unter dem Holzboden mit Erdungsanschluss (siehe Seite 49)
10 SH-Strahlenschutz-Vorhang aus Naturfasern und SH-Strahlenschutz-Gardine (Seite 47)

Hinweis

Die Autoren haben für die Inhalte dieses Buches nach bestem Wissen und Gewissen recherchiert und stellen mit den angebotenen Informationen keinen Anspruch auf Vollständigkeit. Weder sie noch der Verlag können Haftung in Bezug auf die Inhalte übernehmen.
Aus Gründen der besseren Lesbarkeit haben wir auf die explizite Verwendung der weiblichen Form verzichtet. Selbstverständlich gelten alle Aussagen für Männer und Frauen.

KNEIPP
VERLAG WIEN

Wien – Graz

ISBN 978-3-7088-0769-0

Buchgestaltung und Layout: Ursula Kothgasser, www.koco.at

Druck und Bindung: AduPrint
Printed in the EU
7 6 5 4 3 2 1